図解でわかる
白血病・悪性リンパ腫・多発性骨髄腫

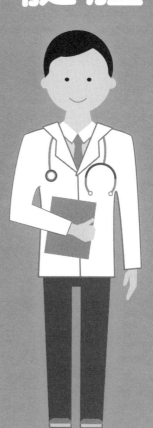

日本赤十字社関東甲信越ブロック
血液センター副所長
永井 正

法研

はじめに

　私がはじめて血液内科の勉強を始めたのは、今からおよそ30年前のことになります。当時からみますと、白血病、悪性リンパ腫や多発性骨髄腫などの血液腫瘍の研究の進展には目を見張るものがあります。個々の病気の腫瘍細胞の特徴がいろいろと調べられ、その結果、病気の仕組みの理解が大きく進みました。また、腫瘍細胞の特徴を利用した新しい検査法・治療法が次々と開発されています。さらに、化学療法や造血幹細胞移植を行うと、感染症など治療に伴うさまざまな合併症のリスクを伴いますが、これらの合併症の予防・診断・治療法についても着実な進歩が見られています。

　このような状況の中で、病名の告知も一般的に行われるようになり、医師から直接、患者さんに病気についての詳しい説明がなされるようになりました。その結果、自分の病気についてきちんと理解すること、そして自分なりに納得のいく治療方針を医療者とよく相談しながら決めていくということが大変重要になってきています。そのためにも、患者さんにとっては、自分の病気に関する正確な知識・情報を得ることが特に大事だと思われます。

　私は、8年前に『図解 白血病・悪性リンパ腫がわかる本』という本を書きました。この本は、患者さんが主治医の説明を受け、治療方針をともに考えていく際に少しでも役に立つことを願って書いたものですが、実際、多くの方に利用していただいたと聞いております。しかし、この8年の間にも多くの新薬が登場し、疾患によっては治療法の選択肢がさ

らに増えてきました。そのため、前著の内容の一部には現在の状況にそぐわない点も見られるようになりました。

　そこで、本書では、新しい治療法が次々と開発されている「多発性骨髄腫」も加え、現時点において白血病・悪性リンパ腫・多発性骨髄腫の治療を受ける際に必要な最新の知識をわかりやすくまとめました。主治医から受ける説明を理解する際の助け、あるいは治療方針をともに考える際の参考として活用していただければ幸いです。

　わかりやすく解説することを心がけましたが、少し難しい内容も含まれています。理解しにくいときは、ぜひ主治医に訊くなどしてください。そして、患者さんやご家族が医療者とともに病気に立ち向かっていくときに、この本が少しでもお役に立てれば、これほど嬉しいことはありません。

　最後に、本書を書くにあたり資料の提供に協力してくれた自治医科大学血液科の皆さんに厚くお礼を申し上げます。同科の大嶺謙先生からは多くの助言もいただきました。また、法研の横田昌弘さんやフリー編集者の村瀬次夫さんには、前著に引き続き本書についても企画から完成に至るまで深く関わっていただきました。心から感謝申し上げます。

2016年6月

　　　　　　　　　　　　　　　　　　　　　　　　　　永井　正

目　次

第1章　白血病の基礎知識

　　白血病とは ………………………………………………………… 12
　　白血病の種類 ……………………………………………………… 14
　　白血病の原因 ……………………………………………………… 16
　　白血病の症状 ……………………………………………………… 18
　　白血病の発生率 …………………………………………………… 20
　　白血病の検査・診断 ……………………………………………… 22
　　白血病の治療法 …………………………………………………… 31
　　白血病と妊娠・出産 ……………………………………………… 46

第2章　いろいろな白血病の治療

❶ 急性骨髄性白血病 ……………………………………………………… 50
　　どのような病気でしょうか？ …………………………………… 50
　　正常な血液細胞が減ってしまいます …………………………… 50
　　細かく8種類に分類されます …………………………………… 52
　　化学療法が治療の基本となります ……………………………… 52
　　化学療法の副作用と対策 ………………………………………… 56
　　治療終了後も定期的な検査を続けます ………………………… 57
　　再発したらどうするのでしょうか？ …………………………… 58
　　高齢者に対しても同じ治療法でしょうか？ …………………… 58
　　強力な化学療法を行わないこともあります …………………… 58
　　造血幹細胞移植はどのようなときに選択されますか？ ……… 60
　　治療成績はどうでしょうか？ …………………………………… 62
　　生活上の注意 ……………………………………………………… 64
　　コラム 免疫と抗体 ……………………………………………… 65

❷ 急性前骨髄球性白血病 ………………………………………………… 66
　　症状と検査の特徴は？ …………………………………………… 66
　　どのような染色体異常なのですか？ …………………………… 67
　　ベサノイド→地固め療法→維持療法で治療します …………… 68

再発したときの治療は？ ……………………………… 70
　　治療成績はどうでしょうか？ ………………………… 72
　　生活上の注意 …………………………………………… 73

❸ 急性リンパ性白血病 …………………………………… 74
　　どのような病気でしょうか？ ………………………… 74
　　どのような症状が現れますか？ ……………………… 75
　　急性リンパ性白血病の種類 …………………………… 76
　　化学療法が治療の基本となります …………………… 78
　　化学療法の副作用と対策 ……………………………… 81
　　治療終了後も定期的な検査を続けます ……………… 82
　　再発したらどうするのでしょうか？ ………………… 82
　　強力な化学療法を行わないこともあります ………… 82
　　造血幹細胞移植をする場合はどのようなときですか？ … 83
　　治療成績はどうでしょうか？ ………………………… 84
　　生活上の注意 …………………………………………… 85

❹ 小児急性白血病 …………………………………………… 86
　　小児白血病で最も多いのは急性リンパ性白血病です … 86
　　どのような病気でしょうか？ ………………………… 86
　　原因は何ですか？ ……………………………………… 87
　　急性白血病を発症する率の高い遺伝性疾患 ………… 88
　　どのような症状が現れますか？ ……………………… 88
　　急性白血病の種類 ……………………………………… 89
　　検査と診断 ……………………………………………… 89
　　化学療法が治療の基本となります …………………… 90
　　化学療法の副作用 ……………………………………… 92
　　造血幹細胞移植をする場合はどのようなときですか？ … 93
　　治療成績はどうでしょうか？ ………………………… 93
　　生活上の注意 …………………………………………… 94
　　 コラム 　血液細胞の分化と造血因子-1 …………… 95

❺ 骨髄異形成症候群 ……………………………………… 96
- どのような病気でしょうか？ ………………………… 96
- 原因は何でしょうか？ ………………………………… 96
- 骨髄異形成症候群の分類 ……………………………… 98
- 血液細胞の減少による症状が現れます ……………… 98
- 検査値の異常について ………………………………… 100
- いろいろな治療法が試みられています ……………… 102
- 治療成績はどうでしょうか？ ………………………… 108
- 生活上の注意 …………………………………………… 109

❻ 慢性骨髄性白血病 ……………………………………… 110
- どのような病気でしょうか？ ………………………… 110
- どのような症状が現れますか？ ……………………… 112
- 検査と診断 ……………………………………………… 113
- 慢性期の治療法 ………………………………………… 116
- 急性期の治療法 ………………………………………… 123
- 治療成績はどうでしょうか？ ………………………… 123
- 生活上の注意 …………………………………………… 124

❼ 慢性リンパ性白血病 …………………………………… 126
- どのような病気でしょうか？ ………………………… 126
- どのような症状が現れますか？ ……………………… 126
- 検査結果 ………………………………………………… 128
- 一般的な治療方針 ……………………………………… 128
- 化学療法の副作用と対策 ……………………………… 132
- 治療成績はどうでしょうか？ ………………………… 132
- 生活上の注意 …………………………………………… 134
- コラム　血液細胞の分化と造血因子-2 ……………… 135

❽ 慢性骨髄増殖性腫瘍 …………………………………… 136
- どのような疾患が含まれますか？ …………………… 136
- JAK2遺伝子の異常 …………………………………… 136

- ●真性赤血球増加症 ……………………………………… 138
  - 赤血球の増加が中心の病気です ………………………… 138
  - どのような症状が現れますか? ………………………… 138
  - 必要な検査は? …………………………………………… 139
  - どのような治療を行いますか? ………………………… 140
  - 骨髄線維症へと変化することがあります ……………… 143
  - 注意することは? ………………………………………… 143
  - 治療成績はどうでしょうか? …………………………… 143
- ●原発性骨髄線維症 ………………………………………… 145
  - 骨髄が硬く変化する病気です …………………………… 145
  - どのような症状が現れますか? ………………………… 145
  - 必要な検査は? …………………………………………… 145
  - どのような治療を行いますか? ………………………… 147
  - 注意することは? ………………………………………… 149
  - 治療成績はどうでしょうか? …………………………… 149
- ●本態性血小板血症 ………………………………………… 150
  - 血小板が増える病気です ………………………………… 150
  - どのような症状でしょうか? …………………………… 150
  - 検査 ………………………………………………………… 151
  - 治療は抗血小板薬を服用します ………………………… 151
  - 治療成績はどうでしょうか? …………………………… 152

第3章 悪性リンパ腫の基礎知識

- 悪性リンパ腫とは ………………………………………… 154
- 悪性リンパ腫の原因・要因、危険因子 ………………… 155
- 非ホジキンリンパ腫とホジキンリンパ腫 ……………… 156
- 悪性リンパ腫の発症率・生存期間(予後) …………… 157
- 悪性リンパ腫の症状 ……………………………………… 158
- 悪性リンパ腫の検査・診断 ……………………………… 160
- 悪性リンパ腫の治療法 …………………………………… 165
- 悪性リンパ腫と妊娠・出産 ……………………………… 177

第4章 いろいろな悪性リンパ腫の治療

❶ 非ホジキンリンパ腫 …… 180
- どのような病気でしょうか？ …… 180
- 原因は？ …… 180
- どのような症状が現れますか？ …… 181
- どのような検査をしますか？ …… 181
- 非ホジキンリンパ腫の分類 …… 181
- 非ホジキンリンパ腫の治療 …… 186
- 化学療法・リツキサン療法 …… 186
- 副作用は？ …… 198
- 放射線療法 …… 201
- 治療終了後は？ …… 202
- 緩和的な治療の選択 …… 202
- 治療成績はどうでしょうか？ …… 203
- 生活上の注意 …… 207

❷ ホジキンリンパ腫 …… 208
- どのような病気でしょうか？ …… 208
- どのような症状が現れますか？ …… 208
- どのような検査をしますか？ …… 209
- ホジキンリンパ腫の分類 …… 210
- ホジキンリンパ腫の治療 …… 210
- 放射線療法 …… 211
- 化学療法 …… 214
- 治療が効かない場合や再発した場合はどうするのですか？ …… 216
- 治療終了後は？ …… 218
- ホジキンリンパ腫の治療成績 …… 218

❸ 成人T細胞白血病・リンパ腫 …… 220
- どのような病気でしょうか？ …… 220
- どのような症状が現れますか？ …… 221

成人T細胞白血病・リンパ腫の４つのタイプ ……………… 222
　　検査と診断 …………………………………………………… 224
　　急性型・リンパ腫型は化学療法が治療の基本です ………… 225
　　慢性型・くすぶり型に対する治療法は？ …………………… 226
　　合併症の対策 ………………………………………………… 228
　　強力な化学療法を行わないときは？ ………………………… 228
　　造血幹細胞移植は行われますか？ …………………………… 229
　　化学療法が効かない場合はどうするのですか？ …………… 230
　　治療成績はどうでしょうか？ ………………………………… 230

第5章　多発性骨髄腫の基礎知識と治療

　　多発性骨髄腫とはどのような病気でしょうか？ …………… 232
　　どのような症状が現れますか？ ……………………………… 232
　　検査値の異常について ………………………………………… 233
　　多発性骨髄腫の治療 …………………………………………… 237
　　治療成績はどうでしょうか？ ………………………………… 242
　　新しい治療法の開発は？ ……………………………………… 243
　　生活上の注意 …………………………………………………… 243
　　　コラム　免疫グロブリン …………………………………… 244

第6章　「がん」時代の在り方

　　「がん」時代の在り方 ………………………………………… 246
　　　コラム　輸血の基礎知識 …………………………………… 260

装丁：漆崎勝也
編集協力：村瀬次夫
本文組版：朝日メディアインターナショナル㈱

第1章

白血病の基礎知識

白血病とは

血液細胞の分化・増殖に異常が起こる病気

　血液の細胞は、骨の中の骨髄という場所で、幼弱な血液細胞から成熟した血液細胞へと、一定の決まりに従って成長します。これを「分化」と呼んでいます。また、正常の血液細胞は、増殖するスピードについてもきちんと制御されており、無制限に増えることはありません。
　しかし、白血病では、この分化と増殖に異常が起こります（図１）。

■急性白血病の場合
　急性白血病は、血液細胞が"がん"化した結果、うまく分化をすることができず、幼弱なレベルで止まってしまう病気です。さらに、この幼弱な血液細胞（白血病細胞）は、増殖についても制御がきかず、無制限に増えていきます。その結果、骨髄で幼弱な白血病細胞が著しく増える一方、正常な白血球、赤血球、血小板といった血液細胞は著しく減ってしまいます。幼弱な白血病細胞は、血液中に大量に流れ出てきますが、血液細胞が本来もっている力はありません。一方で、きちんと働く正常な血液細胞が減るため、感染症や出血、貧血といった症状が現れます。

■慢性骨髄性白血病の場合
　一方、慢性骨髄性白血病の慢性期では、白血病細胞は著しい増殖を示しますが、分化する能力は残っています。従って、幼弱な血液細胞だけでなく成熟した白血球や血小板も増加します。一方、急性期へと進展すると（110頁参照）分化する能力を失い、その結果、急性白血病と同じように幼弱な白血病細胞が著しく増えます。

白血病の基礎知識

図1 白血病発症のメカニズム

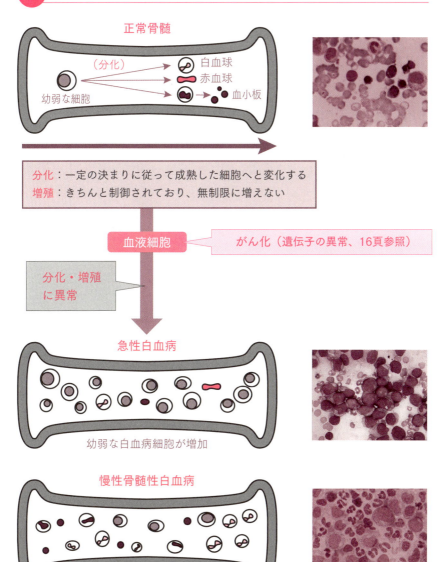

白血病の種類

骨髄性とリンパ性、急性と慢性

　白血病は"がん"化した血液細胞、すなわち白血病細胞が骨髄系細胞と呼ばれる性質をもっているか、リンパ球の性質をもっているかによって、骨髄性白血病とリンパ性白血病に大きく分けられます。ときに、骨髄性とリンパ性の両方の性質をあわせもつ場合も見られます。

　また、急性と慢性とにも分類されますので、大きく急性骨髄性白血病、急性リンパ性白血病、慢性骨髄性白血病、慢性リンパ性白血病に分けることができます（図2）。

白血病細胞の種類・形による分類

　さらに、急性骨髄性白血病については、53～54頁の表1～2に示したように"がん"化した細胞の特徴により、さらに細かく分類されます。白血球のみならず、赤血球や血小板の系統の細胞の特徴をもつこともあります。

　急性リンパ性白血病についても、細胞の形によってさらに細かく分類されます（詳しくは77頁）。

　最近は、細胞の形だけでなく遺伝子異常の種類など、さまざまな検査の結果を総合して分類するようになってきています。

　なお、本書において、急性白血病、慢性白血病と表現している場合は、骨髄性とリンパ性の両方を指していると考えてください。

白血病の基礎知識

図2 白血病の種類

	急　性	慢　性
骨髄性	急性骨髄性白血病	慢性骨髄性白血病
リンパ性	急性リンパ性白血病	慢性リンパ性白血病

＊骨髄性・リンパ性の両方をあわせもつものを混合性白血病と呼ぶ。

急性骨髄性白血病の種類

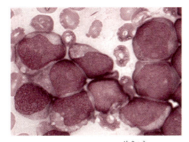

M1（急性未分化型骨髄芽球性白血病）

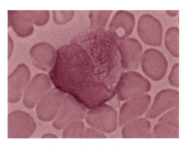

M3（急性前骨髄球性白血病）

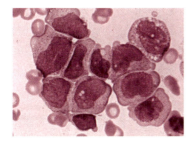

M5（急性単球性白血病）

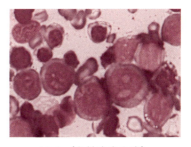

M6（急性赤白血病）

＊急性骨髄性白血病は、白血病細胞の形や性質により細かく分類されます。
　詳しい分類については52頁を参照してください。

白血病の原因

遺伝子の異常

　白血病細胞では、遺伝子の異常が多く見つかっています。ヒトの全ての遺伝子は、細胞の中にあるヒモ状のもの（これを染色体と呼びます）に存在しています。急性白血病では、さまざまな染色体の異常が見つかっています。また、染色体は正常に見えても、染色体にのっている遺伝子の異常が見つかる場合もあります。

　従って、白血病は、いろいろな要因によって生じた遺伝子の異常が発症に深く関わっていると考えられます（図3）。

遺伝子の異常を起こす原因・危険因子

　遺伝子の異常を起こす原因としては、放射線の曝露（ばくろ）、抗がん薬の投与歴、有機剤（ベンゼンなど）の曝露、大気中の化学物質の曝露、あるいはウイルス感染などが関連しているともいわれていますが、はっきりしない点も多くあります。

　しかし、成人T細胞白血病・リンパ腫については、HTLV-1というウイルスが原因であることがはっきりしています（詳しくは220頁）。

　生活習慣に関しては、喫煙が白血病の発症率を高めると報告されています。また、妊娠中の飲酒が小児急性骨髄性白血病の発症率を上げるとの報告もありますが、まだ充分な検証はされていません。一方、食事、運動については、現在のところ白血病との関連性は示されていません。

　なお、白血病は、急性・慢性ともに、いわゆる親から子に一定の法則で伝わる遺伝性の疾患ではありません。

図3 白血病の原因〜遺伝子の異常

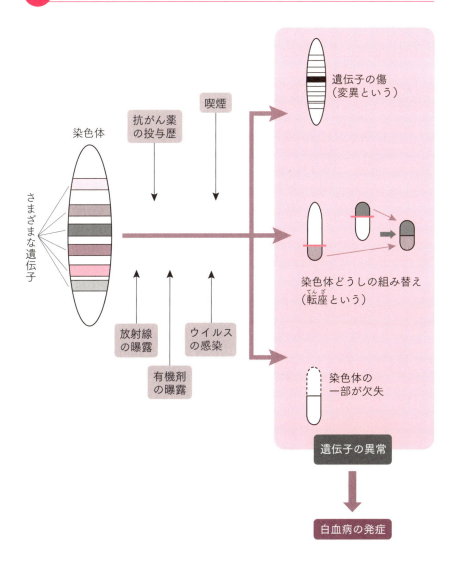

白血病の症状

　白血病の症状は、その種類によって異なります。詳しくは第2章で述べることとして、ここでは急性白血病、慢性白血病について概略を見ていきましょう（図4）。

急性白血病の症状

　急性白血病で見られる幼弱な白血病細胞は、血液細胞としての正常な働きを示しません。一方、きちんと働くことのできる成熟した白血球や赤血球、血小板は減少してしまいます。

　その結果、成熟白血球の減少により抵抗力が下がるため、肺炎や敗血症（はいけつしょう）などの感染症を起こしやすくなります。

　また、赤血球減少によるだるさ、息切れ、動悸などの貧血症状や、血小板減少による皮下出血や鼻出血、歯茎（はぐき）からの出血などが見られます。

　その他にも、原因不明の発熱や関節痛、歯茎の腫れが現れることもあります。

　急性リンパ性白血病では、リンパ節や肝臓、脾臓（ひ）の腫れが多く見られますが、急性骨髄性白血病ではあまり多く見られません。

慢性白血病の症状

　慢性骨髄性白血病では、だるさ、微熱、脾臓の腫れによる腹部膨満感（ぼうまんかん）などが生じることもありますが、無症状の段階で診断される場合も多くあります。

　慢性リンパ性白血病も、リンパ節や肝臓、脾臓の腫れ、あるいは発熱、だるさを感じることがありますが、4分の1程度の患者さんは無症状です。

図4 白血病の主な症状

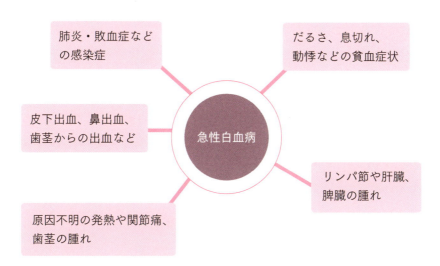

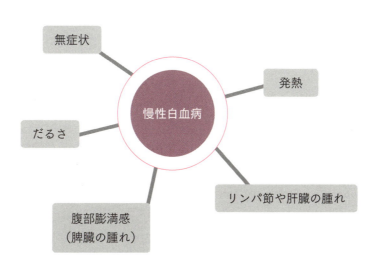

白血病の発生率（図5）

急性白血病の発生率

日本では、1年間に10万人あたり4人の割合で、新たに急性白血病が発症しています。急性白血病は、一般的に若い人に多いという印象がありますが、急性骨髄性白血病の場合は、小児よりも成年後に発症するほうが圧倒的に多く、特に高齢者の患者さんが多くなっています。

一方、急性リンパ性白血病は、小児の患者さんが多く見られます。

慢性白血病の発生率

慢性骨髄性白血病は、毎年10万人あたり1～2人の割合で新たに発症しますが、ほとんどが成人であり、年齢とともに発症する率が高まります。小児の慢性骨髄性白血病は、小児白血病全体の5％以下といわれています。慢性リンパ性白血病は、日本では白血病全体の1～6％とまれな疾患です。

●年齢別全白血病罹患率

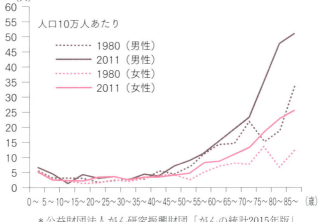

＊公益財団法人がん研究振興財団「がんの統計2015年版」
年齢階級別がん罹患率推移（1980年、2011年）より

図5 白血病の主な統計

●白血病の罹患数および罹患率（2011年）

	新たに診断された患者数	人口10万人あたり
男　性	7060人	11.4人
女　性	5209人	7.9人

＊公益財団法人がん研究振興財団「がんの統計2015年版」部位別年齢階級別がん罹患数・割合（2011年）、部位別年齢階級別がん罹患率（2011年）より

●白血病におけるAML、ALL、CMLの割合

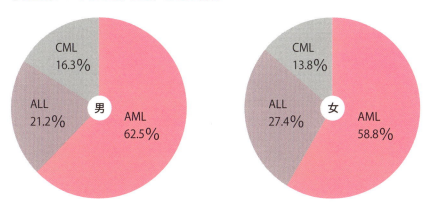

- AML＝急性骨髄性白血病、ALL＝急性リンパ性白血病、CML＝慢性骨髄性白血病
- 14地域がん登録（岩手県、宮城県、山形県、茨城県、千葉県、神奈川県、新潟県、福井県、愛知県、滋賀県、岡山県、広島県、長崎県、沖縄県）
- データより算出した年齢調整罹患率に基づく

　＊松尾恵太郎『最新医学別冊　急性白血病　改訂第2版〜疫学』（大野竜三編、最新医学社、2012年）より

●白血病の死亡数および死亡率（2014年）

	全悪性腫瘍における死亡数順位	死亡数＊	人口10万人あたり＊
男　性	11位	4896人	8.0人
女　性	12位	3300人	5.1人

＊公益財団法人がん研究振興財団「がんの統計2015年版」部位別年齢階級別がん死亡数・割合（2014年）、部位別年齢階級別がん死亡率（2014年）より

白血病の検査・診断

　白血病の診断は、図6のように血液検査から始まり、骨髄検査で確定診断をします。その他、必要に応じてCT検査や脳脊髄液検査、感染症検査を行います。
　血液検査から見ていきましょう。

図6 検査の種類と流れ

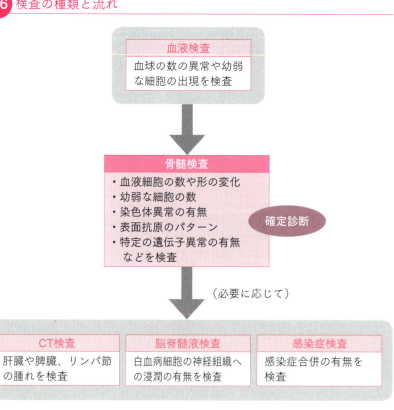

血液検査

白血病の診断は、血液検査から始まります（表1）。

■急性白血病の場合

急性白血病では、白血球数は増えることが多いのですが、正常範囲あるいは逆に減っている場合もあります。また、赤血球数および血小板数は、診断時に減少していることが多いのですが、急性リンパ性白血病の場合はそれほど減少していないことがあります。

■慢性骨髄性白血病の場合

慢性骨髄性白血病では、白血球数、血小板数の増加が目立ちます。最も大事なのは、血液中に存在する白血球の種類で、最も幼弱な細胞（芽球^が）から成熟した細胞まで、さまざまな分化段階の細胞が出現します。

その他、血液中のLDH（乳酸脱水素酵素）値、尿酸値が上がります。

表1 血液検査の基準値と白血病による変化

検査項目	基準値（正常範囲）	急性白血病	慢性骨髄性白血病
白血球数	3500〜9100/μℓ	↓〜↑	↑
芽球	（−）	出現	出現
赤血球数	男　427万〜570万/μℓ 女　376万〜500万/μℓ	診断時、多くは↓	正常もしくは↓
血小板数	13.0万〜36.9万/μℓ	診断時、多くは↓	↑
LDH値	109〜216mU/mℓ	正常あるいは↑	↑
尿酸値	3.8〜6.6mg/dℓ	正常あるいは↑	↑

※基準値は病院により若干変わります。

骨髄検査

■骨髄穿刺・骨髄生検

　血液検査で白血病が疑われると、引き続き骨髄検査を行います。図7のように、通常は腸骨に針を刺し、骨髄血を吸引（骨髄穿刺）したり、必要に応じて骨髄組織を採取（骨髄生検）して調べます。腸骨から骨髄血がうまく吸引できない場合（特に高齢者では脂肪組織しか採取できない場合があります）、胸骨からの骨髄穿刺を行います。

　世界保健機関（WHO）の基準では、骨髄で幼弱な細胞（芽球）の数が20％以上に増えていれば白血病と診断します。ちなみに、正常の骨髄では芽球の数は5％以下です。また、芽球の数が5％〜20％の場合は骨髄異形成症候群（96頁）に分類されます。

　骨髄検査を行う際には、細胞に特殊な染色を施して増えている芽球の性質を調べ、骨髄性かリンパ性かを区別します。急性骨髄性白血病の細かい分類には、芽球の形とともに特殊染色の結果も参考にされます。

　また、骨髄検査を行う際には、以下のように染色体、特定の遺伝子と表面抗原についても調べます。

■染色体の検査
●急性白血病の場合

　急性白血病では、さまざまなタイプの染色体の異常が認められています。染色体異常の種類によって、同じ治療を行っても効果の異なることがあるため、どのような染色体異常があるかをあらかじめ調べることは大変重要です（26頁、図8）。

　また、急性白血病を細かく分類するときにも、どのような染色体異常があるかということが重要な要素となります。

　急性骨髄性白血病では、8番目の染色体と21番目の染色体が途中で切

図7 骨髄検査（骨髄穿刺・骨髄生検）の方法

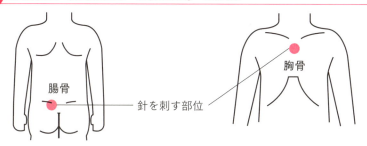

針を刺す部位に局所麻酔を行った後、針を骨に刺す。この段階では、麻酔の効果によって強い痛みは感じない。針先が骨髄に届いたら注射器を使って骨髄血を採取。このとき一瞬強い痛みを伴う。

骨髄検査は通常10〜15分で終了するが、その後、30分〜1時間程度安静を保つ。検査当日の活動の制限は特にないが、入浴は控えるようにする。

表2 骨髄検査の基準値と白血病による変化

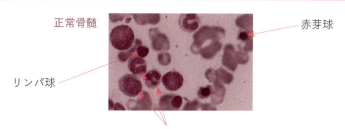

	正常骨髄の おおよその値	急性白血病	慢性骨髄性 白血病
細胞数	10万〜25万/㎣	↑（通常）	↑↑
芽球	0.4〜1.0%	↑↑	↑
（未熟〜成熟）顆粒球	40〜50%	↓	↑↑
赤芽球（幼弱な赤血球）	14〜25%	↓	↓
巨核球（血小板の母体 となる細胞）	50〜150/㎣	↓	↑↑

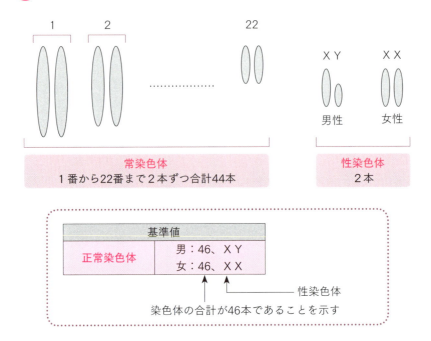

図8 染色体と染色体検査の基準値

断されて相手方の染色体と互いに結合する異常や、16番の染色体の異常などが特に知られています。

図9のⒶのように、15番目の染色体と17番目の染色体が途中で切断されて、互いに結合する異常がある場合には急性前骨髄球性白血病と分類され、治療方法そのものが変わってきます。

● 慢性骨髄性白血病の場合

一方、慢性骨髄性白血病では図9Ⓑのように、9番目の染色休と22番目の染色体が途中で切断されて、相手方の染色体と互いに結合する異常を認めるのが特徴です。

図9 染色体異常の例

Ⓐ急性前骨髄球性白血病の染色体異常

Ⓑ慢性骨髄性白血病の染色体異常

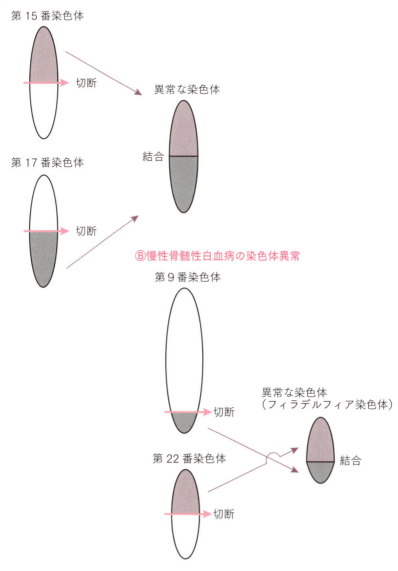

■遺伝子の検査

白血病では、さまざまな遺伝子の異常が認められます。その中には、白血病の種類を決める際の重要な手がかりとなるもの、あるいは治療に対する効果や再発の危険性と密接に関係しているものがあります（表3）。そこで、骨髄血あるいは末梢血(通常の血液検査で得られる血液)を用いて、これらの遺伝子異常がないか、あらかじめ調べます。

表3 白血病で見出される代表的な遺伝子異常

遺伝子	主として認められる病型
BCR-ABL	慢性骨髄性白血病、急性リンパ性白血病
PML-RARα	急性骨髄性白血病（M3）　—急性前骨髄球性白血病—
AML1-ETO	急性骨髄性白血病（M2）
CBFβ-MYH11	急性骨髄性白血病（M4）
FLT3	急性骨髄性白血病
MLL	急性骨髄性白血病、急性リンパ性白血病

■表面抗原の検査

骨髄検査を行う際には、表面抗原と呼ばれる細胞表面の蛋白質の種類についても調べます。骨髄性かリンパ性かの区別は長い間、特殊染色の結果によって判断されてきましたが、現在では、表面抗原のパターンも重要な判断材料となっています（図10）。

図10 表面抗原のパターン

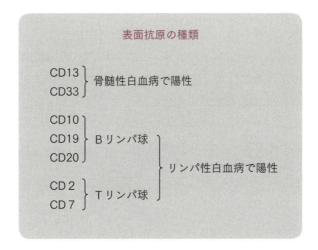

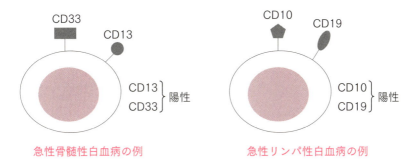

急性骨髄性白血病の例　　　急性リンパ性白血病の例

CT検査

　CT（コンピュータ断層撮影）は、調べる部分にX線を照射して撮影し、コンピュータで処理した断層画像で調べる検査です。

　胸やお腹のリンパ節の腫れ、肝臓・脾臓の腫れ、骨髄外の白血病の病変部あるいは感染病巣の有無などについて調べます。

脳脊髄液検査

　特に、急性リンパ性白血病は、急性骨髄性白血病と比べて脳神経系に浸潤しやすいという特徴があります。脳神経組織への白血病細胞の浸潤の有無を調べるために、腰から針を刺して脳脊髄液を採取し、顕微鏡で白血病細胞の有無を調べます（図11）。

図11 脳脊髄液検査のしかた

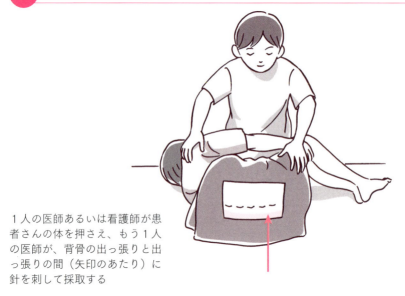

１人の医師あるいは看護師が患者さんの体を押さえ、もう１人の医師が、背骨の出っ張りと出っ張りの間（矢印のあたり）に針を刺して採取する

白血病の治療法

　白血病の治療法には、化学療法、分子標的治療薬や抗体医薬を使った治療、移植療法などがあります。それぞれの治療法は第2章で詳しく紹介します。ここでは基礎知識として全体的な概略を述べておきます。

化学療法

　急性白血病を例に見ていきましょう。
　急性白血病の治療は、体内の白血病細胞を根絶して、正常な血液細胞を回復させることを目的とします。この目的を達成するために、一般的に複数の抗がん薬を組み合わせた強力な治療（多剤併用化学療法）を行います。
　治療は、まず寛解導入療法を行い、引き続き寛解後療法（地固め療法）へと進めていきます（32頁、図12）。

■寛解導入療法

　まず、はじめに寛解導入療法と呼ばれる強力な化学療法を行います。
　急性骨髄性白血病では1週間程度の抗がん薬の投与が通常ですが、急性リンパ性白血病では3～4週間かけて治療を行うことがあります。
　治療中および治療終了後は、白血球、赤血球、血小板が著しく低下するので、この間は輸血や感染症対策が重要となります。治療効果が充分に得られた場合は、やがて血液検査や骨髄検査で白血病細胞が消えて正常な血液細胞が増えてきます。この状態を「完全寛解」と呼んでおり、だいたい治療開始後3～4週間ほどで得られます。
　完全寛解の状態になることは、すなわち「治癒」を意味するものではないのですが、治癒を得るための第一歩となります。

図12 急性白血病の基本的な化学療法の流れ

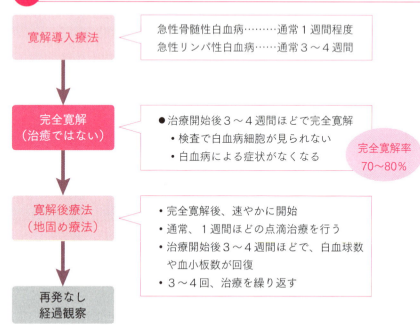

　白血病の細かいタイプや染色体異常、遺伝子異常の種類にもよるのですが、全体で見ると、急性骨髄性白血病、急性リンパ性白血病ともに約70〜80%の患者さんが完全寛解を達成するといわれています。

■**寛解後療法（地固め療法）**

　完全寛解が得られても、生き残っている白血病細胞が体内に潜んでいます。従って、このままにしておくと、再発の可能性が非常に高くなります。そこで、生き残っている白血病細胞を除くために、再び強力な化学療法を行います。これを寛解後療法（地固め療法）と呼んでいます。

　寛解後療法においても、治療開始後3〜4週間ほどで正常な血液細胞

が回復してきます。この治療では、寛解導入療法で使用しなかった薬を投与することもあります。

通常は寛解後療法を3～4回繰り返し、この時点で再発の徴候がないことが確かめられれば、定期検査による経過観察に移ります。

■抗がん薬の種類

急性白血病の治療のために、表4（34頁）に示したような多くの抗がん薬が開発され、使用されています。抗がん薬のメカニズムを図13（35頁）に示しました。

抗がん薬により、骨髄系細胞とリンパ系細胞に対する効果が異なることがあるため、急性骨髄性白血病と急性リンパ性白血病とでは、使用される薬は必ずしも同じではありません。しかし、急性骨髄性白血病の中では、細かいタイプ別にそれぞれ別の抗がん薬が用意されているわけではなく、基本的には共通の薬が使われます。また、急性リンパ性白血病の場合も、タイプの違いによって治療薬が大きく異なることはありません。

なお、一部のタイプの急性白血病に対しては、後に紹介する分子標的治療薬が抗がん薬とともに使用されます。

■抗がん薬の副作用
●主な副作用

白血病の治療に使われる抗がん薬は、正常の細胞にも作用してしまうため、さまざまな副作用が生じます（36頁、表5）。

例えば、急性白血病に使われる抗がん薬の副作用には、吐き気、食欲不振、だるさ、髪の毛が抜けるなどといった目に見える形の副作用があり、女性の場合は生理不順や生理の停止、早期の閉経が起こることもあります。

表4 急性白血病に使用する主な抗がん薬

薬品名 上段:商品名 下段:一般名	投与方法	主に使用する急性白血病
代謝拮抗薬		
キロサイド（シタラビン）	静注・点滴静注	急性骨髄性白血病 急性リンパ性白血病
サンラビン（エノシタビン）	点滴静注	急性骨髄性白血病
スタラシド（シタラビンオクホスファート）	内服	急性骨髄性白血病
ロイケリン（メルカプトプリン）	内服	急性骨髄性白血病
メソトレキセート（メトトレキサート）	点滴静注	急性リンパ性白血病
抗生物質		
ダウノマイシン（ダウノルビシン）	静注・点滴静注	急性骨髄性白血病 急性リンパ性白血病
イダマイシン（イダルビシン）	静注	急性骨髄性白血病
ノバントロン（ミトキサントロン）	静注	急性骨髄性白血病
アドリアシン（ドキソルビシン）	静注・点滴静注	急性リンパ性白血病
アクラシノン（アクラルビシン）	静注・点滴静注	急性骨髄性白血病
アルカロイド		
オンコビン（ビンクリスチン）	静注	急性骨髄性白血病 急性リンパ性白血病
ベプシドまたはラステット（エトポシド）	点滴静注・内服	急性骨髄性白血病
フィルデシン（ビンデシン）	静注	急性骨髄性白血病
アルキル化薬		
エンドキサン（シクロホスファミド）	静注・点滴静注	急性リンパ性白血病
その他		
ロイナーゼ（L-アスパラギナーゼ）	点滴静注	急性リンパ性白血病

図13 抗がん薬のメカニズム

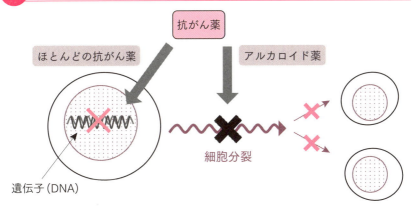

DNAは遺伝子の主要な構成成分。ほとんどの抗がん薬は、DNAの合成やDNAの情報を伝えるRNAの合成を抑えることで白血病細胞を殺す。一方、アルカロイド薬は白血病細胞の分裂を抑える。しかし、正常の血液細胞もやはり影響を受けるため、さまざまな副作用が生じる。

　吐き気は、薬を投与している最中から出現することがありますが、積極的に制吐剤を使用することで対応します。

　脱毛は、一般的に抗がん薬投与後2週間ぐらいから始まりますが、投与が最終的に終了してから半年〜1年ほどで生え揃うまでに回復してきます。

　また、オンコビンによるしびれや便秘など、それぞれの抗がん薬に特徴的な副作用があり、副作用の程度が強いときは使用量を減らすことがあります。

● **感染症の合併と対策**

　一方、化学療法中には、白血球、赤血球、血小板の低下など検査結果にもさまざまな影響が出てきます。特に、正常な白血球が低下することによって感染症合併のリスクが上がるので、その対策が大切になります。

　感染症や発熱に対しては、一般的に点滴による抗生剤や抗真菌薬の投

表5 主な抗がん薬の副作用と対処法

主な副作用	現れるおおよその時期	対処法
多くの抗がん薬に共通		
・白血球減少	数日〜2週間後	G-CSF投与
・血小板減少	数日〜2週間後	血小板輸血
・貧血	2週間〜数ヵ月後	赤血球輸血
・吐き気、嘔吐、食欲不振	直後〜翌日	制吐剤、点滴
・脱毛	2〜4週間後	
・生理不順、早期閉経		
ダウノマイシン・アドリアシンなどの抗生物質		
・心臓の機能低下	直後〜6ヵ月後	投与中止あるいは薬の量を減らす
・口内炎	数日〜2週間後	うがい薬、鎮痛薬など
オンコビン・フィルデシン		
・末梢神経障害	2〜4週間後	薬の量を減らす
・腸閉塞	2〜4週間後	絶飲食、腸運動改善薬　など
ベプシドまたはラステット		
・口内炎	数日〜2週間後	うがい薬、鎮痛薬など
エンドキサン		
・出血性膀胱炎	2〜4週間後	膀胱洗浄
・肺線維症	2〜6ヵ月後	ステロイド剤の投与など
メソトレキセート		
・口内炎	数日〜2週間後	葉酸（ロイコボリン）の投与
・腎障害	数日〜数ヵ月後	
ロイナーゼ		
・急性のアレルギー反応	直後	ステロイド剤、昇圧薬の投与など
・膵炎	1〜2週間後	絶飲食、膵炎の治療
・フィブリノゲン低下	数日後	凍結血漿製剤投与

与を行いますが、必要に応じて白血球の回復を促す薬（G-CSFといいます）を使用することもあります（79頁参照）。

　また、感染症予防のために、治療期間中は飲み薬の抗生剤や抗真菌薬を服用します。

　血小板の低下や赤血球の低下（貧血）に対しては、輸血で対処します。

　他にも、それぞれの抗がん薬に特徴的な副作用があるので、治療中そ

して抗がん薬投与終了後も副作用出現の有無について注意する必要があります。

分子標的治療薬による治療

前述したように、白血病細胞には、分化が進まず幼弱なレベルで止まってしまう、また無制限に増えるといった特徴があります。最近、この白血病細胞のもつ特徴のメカニズムが少しずつわかってきました。そこで、原因となっているメカニズムに直接作用する薬が多く開発されてきています。これを分子標的治療薬といいます（38頁、図14）。

従来の抗がん薬は、白血病細胞も正常細胞も全て障害するのに対して、分子標的治療薬は正常な細胞への影響が少なく、白血病細胞に強い効果を示すことが期待されます。しかし、実際には分子標的治療薬にもさまざまな副作用があることがわかっています。

現在、最も成功している分子標的治療薬は、慢性骨髄性白血病や一部の急性リンパ性白血病に対して使用されるBCR/ABL阻害薬（グリベック、スプリセル、タシグナ、ボシュリフ）と、急性前骨髄球性白血病に対するベサノイドです。他にも臨床試験が行われている薬もありますが、将来的には抗がん薬との併用療法などについても研究が進む可能性があります。

抗体医薬による治療

近年、生体の抗原抗体反応を利用した抗体医薬と呼ばれる治療薬が、多くの血液疾患を対象として開発されています。抗体は、もともと体内に侵入した抗原（異物）に結合して異物の作用を抑える蛋白質です。

急性骨髄性白血病については、マイロターグという薬（点滴薬）が開発されました。マイロターグは、図15（38頁）に示すように白血病細胞の表面にあるCD33という蛋白質に結合する抗体に強力な抗がん薬を搭

図14 分子標的治療薬のメカニズム

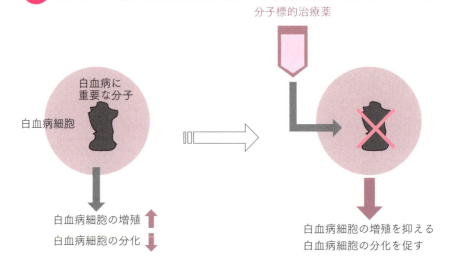

図15 マイロターグのメカニズム

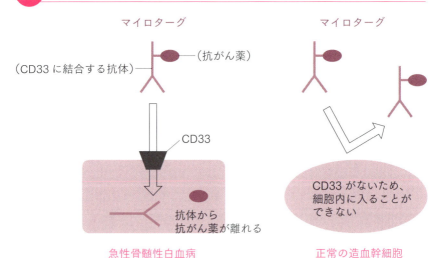

載したもので、CD33に結合した後に細胞内に入り込みます。再発・難治の急性骨髄性白血病に対して試みられることがありますが、過敏症や肝障害などの重い副作用に注意する必要があります。

移植療法（造血幹細胞移植）

造血幹細胞とは、前述したように血液のもとになる細胞です。造血幹細胞を、骨髄、末梢血、臍帯血（へその緒の血液）のいずれかから採取し、この造血幹細胞を患者さんに移植するのが造血幹細胞移植です。

造血幹細胞移植には、患者さん自身の細胞を移植するか、他人の細胞を移植するかによって、大きく自家造血幹細胞移植と同種造血幹細胞移植の2つの種類に分けられます（40頁、図16）。この2つは、名前は似ていますが治療法としては全く異なります。

白血病ではほとんどの場合、同種造血幹細胞移植が行われています。

■自家造血幹細胞移植

自家造血幹細胞移植は、前もって患者さんの末梢血から造血幹細胞を、血液成分分離装置を使って採取し保存しておきます。そのうえで、強力な化学療法や放射線の照射を行い、徹底的に白血病細胞をたたきます。このとき、骨髄での正常な血液産生も大きく破壊されますが、保存しておいた患者さんの造血幹細胞を体に戻すことで回復を促すものです。つまり、通常よりもさらに強力な化学療法を行う治療法であると考えることができます。

■同種造血幹細胞移植

一方、同種造血幹細胞移植の場合は、強力な化学療法や放射線照射をまず行い、白血病細胞を強力にたたくと同時に患者さんの免疫システムを破壊します。これにより、他人の造血幹細胞を受け入れることが可能

図16 造血幹細胞移植の方法

〈自家造血幹細胞移植の場合〉

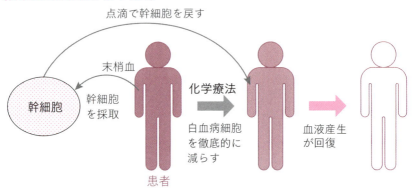

〈同種造血幹細胞移植の場合〉

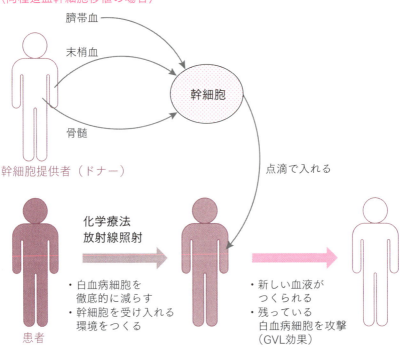

となります。そのうえで、患者さんの体に白血球の型（HLAといいます）が一致した他人（ドナーと呼びます）の造血幹細胞を点滴で入れます。この場合は、強力な化学療法や放射線照射による効果だけでなく、移植されたドナーの細胞が患者さんの体内に残っている白血病細胞を攻撃するという効果も期待できます。

兄弟など血縁者に白血球の型が合うドナーがいないときは、骨髄バンクから提供者を捜すことになります。最近は、臍帯血バンクから提供される臍帯血を使った移植も多く行われるようになってきています。臍帯血はHLAが部分的に一致していなくても移植が可能のため、ドナーを見つけやすいといわれています。

また、HLAが完全には一致していない血縁者からの移植（ハプロ移植といいます）も試みられています。

図17（42頁）に、自家および同種造血幹細胞移植の実際例を示しました。

■移植療法の合併症

移植療法は、大量の抗がん薬を用いるなど非常に強力な治療であり、移植に特有な合併症も起こりうる危険性の高い治療法であるといえます（43頁、表6）。そのため、患者さんが若年（自家造血幹細胞移植は65歳以下、同種造血幹細胞移植は50〜55歳以下が目安）であり、重い内臓障害がないことなどが条件となっていました。

しかし、最近は高齢者に対しても、移植時に行われる化学療法や放射線照射の量を少なくした「ミニ移植」（後述、44頁）が試みられています。また、自家造血幹細胞移植、同種造血幹細胞移植ともに不妊症が問題になるため、男性患者さんの場合は希望により前もって精子保存を行います（後述、46頁）。

どのような場合に移植療法を行うかは難しい問題ですが、急性白血病

図17 移植療法の実際の流れ

〈自家造血幹細胞移植の場合〉

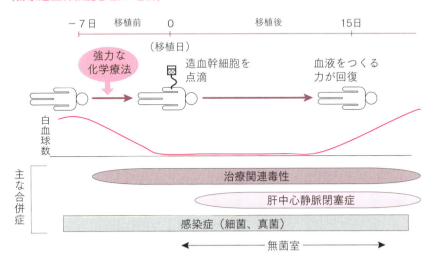

〈同種造血幹細胞移植の場合〉

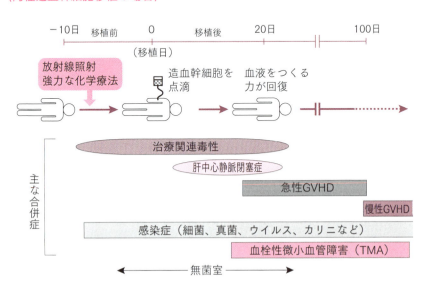

表6 同種造血幹細胞移植に伴う主な合併症

合併症	主な症状	出現する時期
治療関連毒性（RRT）	皮膚障害、脱毛 胃腸の障害、口内炎 出血性膀胱炎など	移植日前〜移植後1ヵ月頃
急性GVHD（移植片対宿主病）	皮膚（紅斑） 肝障害（高ビリルビン血症） 胃腸障害（下痢）	移植後2、3週〜100日頃
慢性GVHD	皮膚（乾燥、萎縮、硬化、色素沈着） 肝障害（胆汁うっ滞） sicca症候群（眼、口腔） 肺疾患 慢性下痢（吸収障害） 自己抗体	移植後100日頃〜
肝中心静脈閉塞症（VOD）	急激な腹水貯留、進行性の黄疸	移植日〜移植後20日頃
血栓性微小血管障害（TMA）	下血、溶血性貧血、血小板減少 精神神経症状、腎障害	移植日以降
感染症（細菌・真菌・ウイルス・カリニなど）	肺炎、腸炎、出血性膀胱炎、帯状疱疹	移植日前後〜

　の場合は、一般的に予後が悪いと予想される場合や再発例などに対して考慮されます（60頁・72頁・83頁参照）。この場合、完全寛解の状態で移植をするほうが治療成績がよいといわれています。

　また、慢性骨髄性白血病については、分子標的治療薬であるBCR/ABL阻害薬を服用しても効果が不充分の場合に移植療法が考慮されています。

　感染症を少しでも防ぐために、移植前より無菌室で管理されます。同種造血幹細胞移植の場合は、移植されたドナーの細胞が患者さんに根づいて、白血球数が増えてきた段階で一般病室に移ります。重い合併症がなければ移植後50〜60日ほどで退院になりますが、合併症の有無によって入院が長期間にわたることもあります。

■非骨髄破壊性同種造血幹細胞移植（ミニ移植）

　同種造血幹細胞移植では、移植の際に行う強力な化学療法や放射線照射が白血病細胞を破壊するとともに、新たに移植されたドナーの細胞が患者さんの体内に残っている白血病細胞を攻撃し破壊してくれます。これを移植片対白血病（GVL）効果といいます。

　ミニ移植は、GVL効果を主な目的とする治療法です。すなわち、移植の際に行う化学療法や放射線照射を弱めて治療関連毒性（表6）を軽減し、一方、GVL効果に期待して白血病細胞を破壊しようというものです。一般的に、通常の同種造血幹細胞移植ができない高齢者、合併症のある方、一般状態の悪い患者さんなどに対して行われます。移植後も骨髄中に患者さんの細胞が残存している場合には、ドナーのリンパ球を追加で投与（ドナーリンパ球輸注療法）することもあります。ポイントは、患者さんの骨髄細胞をドナーの細胞にすっかり入れ替えることで、これによりGVL効果を効率的に誘導することができます。一方、ミニ移植の場合も、GVHD（移植片対宿主病）をはじめとする移植特有の合併症の危険性があることに留意する必要があります。

　ミニ移植は、一部の急性白血病の地固め療法、治療抵抗性の慢性リンパ性白血病や慢性骨髄性白血病、さらに骨髄異形成症候群などが主な対象になります。一方、病気の勢いが強い状態の急性白血病に対しては一般的に効果が限られます。しかし、なかには、治療抵抗性の急性白血病に対して優れた治療効果を示す場合もあります。

　図18に、通常の化学療法で完全寛解が得られなかった高齢の急性骨髄性白血病の患者さんに対して、ミニ移植を行った実際の例を示しました。ミニ移植後にGVHDなどの合併症が出現しましたが、白血病細胞は消失しました。

図18 ミニ移植により完全寛解が得られた例

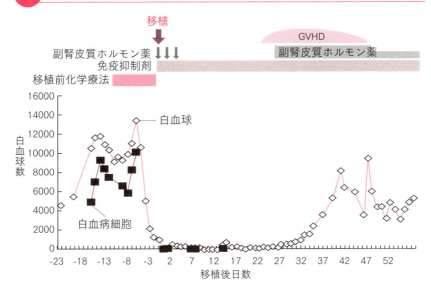

白血病と妊娠・出産

化学療法による不妊と対策

■男性患者の場合

　男性の患者さんの場合、抗がん薬の投与によって精巣の働きが著しく低下し、無精子症などが生じます。化学療法終了後に回復する例もありますが、抗がん薬の種類や投与量によって回復までの期間に差が生じます（表7）。

　一方、精巣の働きが回復しない例も多く見られます。そこで、将来的に子供を得たいとの希望があるときには、化学療法開始前に精子を保存しておく方法がとられることがあります。

■女性患者の場合

　女性の患者さんの場合も生理がとまり、妊娠能力が低下する可能性があります。一部の患者さんでは、化学療法終了後に生理が回復して妊娠が可能となりますが、年齢が高くなるほど、生理が回復しない可能性が高まります。また、抗がん薬の種類や投与量にも影響され、エンドキサンなどは特に強く卵巣機能を低下させることが知られています。化学療法開始前の卵子保存については、一部の施設で行われていますが、出産にまで至る成功例はまだ多くありません。

　また、抗がん薬の妊娠能力への影響を減らす目的で、抗ホルモン剤（リュープリン）の投与を試験的に行っている施設もありますが、その効果はまだ確立されていません。

表7 抗がん薬の精巣への影響

薬剤　上段：商品名／下段：一般名	精巣への影響	回復力	回復までの期間
エンドキサン（シクロホスファミド）	強	不良	1〜5年
キロサイド（シタラビン）	中	良	6〜12ヵ月
ロイケリン（メルカプトプリン）	中	良	6〜12ヵ月
オンコビン（ビンクリスチン）	中	良	6〜12ヵ月
アドリアシン（ドキソルビシン）	中	良	1年
ランダまたはブリプラチン（シスプラチン）	中	良	1〜2年
メソトレキセート（メトトレキサート）	弱	良	6〜12ヵ月

＊小澤敬也・坂田洋一編集『血液内科診療マニュアル』日本医学館より改変

妊娠中に白血病を発症した場合

■妊娠中に急性白血病を発症した場合

　出産まで待ってから化学療法を始めると、治療効果が劣るといわれています。従って、原則的には急性白血病と診断された時点で、速やかに化学療法を開始します。妊娠中に急性白血病を発症した場合でも、通常と同じ化学療法を行えば治療効果が劣ることはないといわれています。

●妊娠初期の場合

　妊娠初期の場合は、約3分の1の人が化学療法開始後に流産するといわれています。また、薬による未熟児や奇形の危険性についても考慮する必要があり、人工中絶が1つの選択になることもあります。

もし出産を強く希望する場合には、比較的奇形を起こす可能性が低い薬を選択することになります。

●妊娠中期以降の場合

　妊娠中期以降に急性白血病の診断がされたときは、通常と同じ薬の組み合わせによる化学療法を開始し、身体全体の状態が改善してから出産するのが望ましいと考えられています。

●出生児の発育

　妊娠中に急性白血病を発症して、化学療法を受けた母親から生まれた子供については、現在のところ、特に成長に支障が見られてはいません。

■妊娠中に慢性骨髄性白血病を発症した場合

　慢性骨髄性白血病の治療では、多くの場合、BCR/ABL阻害薬を服用します。しかし、BCR/ABL阻害薬は胎児への影響などから妊娠中は服用できません。従って、妊娠を継続するかどうかは、慢性骨髄性白血病を発症したのが妊娠初期か中期以降なのか、またBCR/ABL阻害薬の投与開始を待てる状態か否かによって判断され、必要であれば人工中絶を行うことになります。

　また、妊娠中期以降で著しい白血球の増加、脾腫、貧血の進行などが見られない場合、あるいは人工中絶が不可能な妊娠後期などでは出産後までBCR/ABL阻害薬の投与開始を延期することになります。その場合、無治療で様子を見るほかに、インターフェロンα（アルファ）（商品名＝スミフェロン注）の投与が検討されることもあります。

第2章

いろいろな白血病の治療

❶ 急性骨髄性白血病　50
❷ 急性前骨髄球性白血病　66
❸ 急性リンパ性白血病　74
❹ 小児急性白血病　86
❺ 骨髄異形成症候群　96
❻ 慢性骨髄性白血病　110
❼ 慢性リンパ性白血病　126
❽ 慢性骨髄増殖性腫瘍　136

1 急性骨髄性白血病

どのような病気でしょうか？

　骨髄には、あらゆる血液細胞のもとになる細胞（造血幹細胞といいます）があり、この細胞が骨髄系細胞やリンパ系細胞へと成熟していきます。これを「分化」と呼んでいます（13頁参照）。

　急性骨髄性白血病（AML）は、血液細胞の"がん"化によって分化がうまくいかず、未成熟な骨髄系の細胞が無制限に増殖していく病気です。何らかの原因による遺伝子の傷が、白血病細胞の発生や増殖に関わっていると考えられています（16頁参照）。

＊AML（エイエムエル）＝Acute Myeloid Leukemia

正常な血液細胞が減ってしまいます

　骨髄で白血病細胞が著しく増えることにより、正常な血液細胞は逆に減ってしまいます。その結果、図1に示すようにさまざまな合併症や症状が現れます。

　正常な白血球の減少による肺炎・尿路感染症・肛門周囲膿瘍・敗血症などの感染症の合併、赤血球の減少によるだるさ・息切れ・動悸などの貧血症状、血小板の減少による皮下出血・鼻出血・歯茎からの出血などが多く見られます。

　その他にも、原因不明の発熱や関節痛、白血病細胞の浸潤による歯茎の腫れや皮疹などを認めることもあります。

急性骨髄性白血病

図1 急性骨髄性白血病の主な症状と合併症

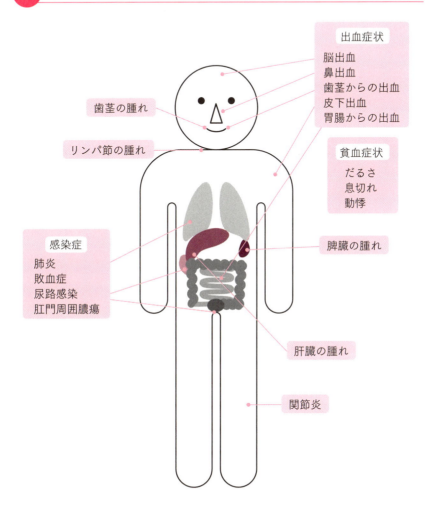

細かく8種類に分類されます

　白血病細胞は、正常な血液細胞のように分化することができずに、さまざまな段階で未熟な状態のまま増え続けます。成熟過程のどの段階に相当する細胞が増えるかによって、急性骨髄性白血病は表1のように細かく8種類に分けられます。

　分類は、さまざまな検査を行って判断します（22頁参照）。従来、白血病細胞の形を最重視し、それ以外に特殊な染色に対する反応、表面抗原のパターン、染色体異常あるいは遺伝子異常の有無などを総合的に判断して決められていました（FAB分類：表1）。最近は、特徴的な遺伝子異常をもつ例などを独立したグループとして扱う分類が使用されています（WHO分類：54頁、表2）。

　どのタイプかによって治療に対する効果が異なることもあるので、これらの分類は治療を進めるうえで大変大切なものです。

　すなわち、再発が多く治りにくいと思われるタイプの場合、造血幹細胞移植（39頁参照）を選択する1つの判断材料になります。また、M3（急性前骨髄球性白血病ともいいます）と呼ばれるタイプは、他のタイプの急性骨髄性白血病と治療方針が異なります。

　なお、M3（急性前骨髄球性白血病）については、別に章を設けて説明します（66頁）。

化学療法が治療の基本となります

　急性骨髄性白血病の治療は、複数の抗がん薬を組み合わせた強力な化学療法を行うことで、体内の白血病細胞の根絶を目指します。

　まず、血液検査や骨髄検査のレベルで異常を認めない「完全寛解」と呼ばれる状態を目指して寛解導入療法を行い、引き続き体内に残ってい

急性骨髄性白血病

表1 急性骨髄性白血病の分類（FAB分類）

M0	急性最未分化型骨髄性白血病
	・芽球が著しく増加 ・白血病細胞がペルオキシダーゼ染色[*1]陰性 ・骨髄性白血病の表面抗原を認める
M1	急性未分化型骨髄芽球性白血病
	・芽球が著しく増加
M2	急性分化型骨髄性白血病
	・芽球の増加を認めるが、分化した細胞も存在 ・t(8；21)染色体異常[*2]を認めることが多い
M3	急性前骨髄球性白血病
	・前骨髄球レベルの白血病細胞が著増 ・播種性血管内凝固症候群を合併する ・t(15；17)染色体異常[*3]を認める
M4	急性骨髄単球性白血病
	・顆粒球系とともに単球系の白血病細胞が存在 ・inv(16)染色体異常[*4]を認めることがある
M5	急性単球性白血病
	・単球系の白血病細胞
M6	急性赤白血病
	・赤芽球（赤血球のもとになる細胞）系の白血病細胞
M7	急性巨核球性白血病
	・巨核球（血小板のもとになる細胞）系の白血病

*1：ペルオキシダーゼ染色
　　特殊染色の1つ。通常は骨髄性白血病細胞で染まり、リンパ性白血病細胞では染まらない。
*2：t(8；21)染色体異常
　　切断された8番目の染色体と21番目の染色体が相互に結合する異常。
*3：t(15；17)染色体異常
　　切断された15番目の染色体と17番目の染色体が相互に結合する異常（27頁、図9Ⓐ）。
*4：inv(16)染色体異常
　　16番目の染色の異常。このタイプは好酸球の増加を伴う。一般的に予後良好といわれている。

表2 WHO分類で独立したグループとして示されたもの（部分）

	染色体異常	認められる異常な遺伝子
特定の遺伝子異常を有する急性骨髄性白血病	t (8; 21) inv (16) t (15; 17) t (9; 11) t (6; 9)	RUNX-RUBX1T1 (AML1-ETO) CBFb-MYH11 PML-RARα MLLT3-MLL DEK-NUP214 他
治療関連急性骨髄性白血病	（以前に投与された抗がん薬に起因する例）	
形態異常を伴う急性骨髄性白血病	（骨髄異形成症候群（96頁参照）から進展した例など）	

る白血病細胞を根絶する目的で寛解後療法（地固め療法）を行います。

1 寛解導入療法

　完全寛解を得るために、最初に行う強力な化学療法です。

　急性骨髄性白血病では、キロサイドとアントラサイクリン系薬剤（ダウノマイシンあるいはイダマイシン）の組み合わせがよく用いられます（34頁参照）。

　治療期間は通常、1週間程度です。

　治療開始後の早い時期から白血球、赤血球、血小板の値が低下します。この時期は、必要に応じて赤血球や血小板の輸血を行い、また感染症が疑われる場合には、積極的に抗生剤の投与を行います。抗生剤によっても症状の改善が明らかでないときには、真菌（カビ）による感染症の可能性も考え、抗真菌薬の投与が行われます。

　寛解導入療法で充分な効果が得られると、血液検査や骨髄検査のレベルで白血病細胞を認めず、しかも正常の血液細胞が回復した完全寛解の状態になります。完全寛解に至った例の経過を図2に示しました。

急性骨髄性白血病

図2 完全寛解に至った例

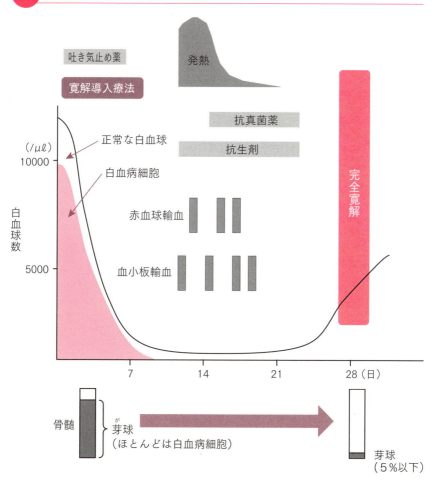

2 寛解後療法（地固め療法）

　完全寛解が得られると、体内に残っている白血病細胞を除くため、5日間〜1週間程度の寛解後療法（地固め療法）を通常3〜4回繰り返します。ここでは、キロサイドに加えて、寛解導入療法で使用しなかった

薬を投与するといった工夫がなされます。ノバントロン、アクラシノン、ベプシド（あるいはラステット）などがよく使われます（34頁参照）。

　一方、大量のキロサイドを比較的短期間、使用する方法もあり、これをキロサイド大量療法といいます。この治療法では、1回あたり通常の20〜30倍量のキロサイドを1日に2回投与し、4〜5日間続けます。非常に強力な治療法ですので、感染症や出血のリスクが高くなり、また神経障害や眼症状（結膜炎など）などの副作用にも気をつける必要があります。

　地固め療法が終了し、かつ再発の徴候がないことが確かめられれば、外来での経過観察に移ります。

化学療法の副作用と対策

　急性骨髄性白血病に対する化学療法は、複数の抗がん薬を大量に使用するため、さまざまな副作用が出現します。以下のような副作用に対する対策も、白血病の治療では大変重要になります。

●吐き気、食欲不振、だるさ

　特に、吐き気、食欲不振、だるさは、化学療法期間中に非常に高い確率で現れます。吐き気については制吐剤を積極的に使用して対処します。

●脱毛

　脱毛は、通常、治療開始後2週間ほどで始まります。治療期間中はなかなか回復しませんが、最終的に抗がん薬の投与が終了してから半年から1年ほどで髪の毛が生え揃うようになります。

●生理不順、生理の停止

　女性では生理不順や生理の停止が起こることもあります。また、血小板低下時の月経過多を防ぐためには、月経停止を目的とした薬を前もって使います。

●白血球・赤血球・血小板の著しい低下

　治療開始後の早い時期から、白血球、赤血球、血小板が著しく低下します。そのため、感染症や出血が起こりやすくなります。

　赤血球、血小板の低下に対しては、必要に応じて輸血を行います。急性リンパ性白血病と異なり、白血球増加薬（G-CSF製剤）は積極的に使われませんが、感染症のコントロールがつきにくいときなどは使用することもあります。

　感染症予防のために、治療期間中は飲み薬の抗生剤や抗真菌薬を服用します。感染症の合併が考えられるときには、速やかに強力な抗生剤の投与を開始します。

●発熱、皮疹、結膜炎など〜キロサイドの副作用

　急性骨髄性白血病の治療ではキロサイドをよく使いますが、キロサイドはときに発熱や皮疹を起こすことがあります。この場合は、副腎皮質ホルモン薬の投与で対処します。

　また、キロサイド大量療法では結膜炎を起こすことがあるため、あらかじめ副腎皮質ホルモン薬の点眼薬で予防します。

治療終了後も定期的な検査を続けます

　完全寛解が得られ、地固め療法が終了すると、外来での経過観察に移ります。

　しかし、経過観察中に再発する患者さんもいますので、治療後4〜5年経過するまでは1〜2ヵ月ごとの血液検査と定期的（少なくとも半年〜1年に1回）な骨髄検査を続けます。もし、血液検査で形のおかしい血液細胞が出現したり、貧血の進行あるいは血小板数の低下が認められるような場合には、随時、骨髄検査を行って再発の有無について調べます。

治療後5年以上経過した場合は、再発の可能性が低くなるため、通常は血液検査で異常を認めた場合にのみ骨髄検査を行います。

再発したらどうするのでしょうか？

血液検査および骨髄検査の結果により再発が確認された場合は、再び完全寛解を目指して化学療法を行います（図3）。

この場合、再発までに1～2年以上経っていれば、最初の寛解導入療法と同じ治療を繰り返すことがあります。一方、治療終了後1年以内の早い時期に再発してしまった場合には、最初とは異なった抗がん薬の組み合わせを選ぶことが一般的です。

抗体医薬（マイロターグ）も選択肢の1つとして考慮されることがあります（37頁参照）。

高齢者に対しても同じ治療法でしょうか？

60歳ないし65歳以上の患者さんの場合、心臓、肝臓、腎臓などの内臓の機能が低下している場合が少なくありません。また、強力な化学療法を行った場合、一般的に正常血液の回復が遅く、感染症などの合併症のリスクが高い傾向にあります。

このような理由から、通常、高齢者に対しては薬の量をある程度減らして治療を行います（60頁、表3）。

強力な化学療法を行わないこともあります

骨髄異形成症候群（96頁参照）といった前白血病状態と呼ばれる状態から、急性骨髄性白血病に移行した患者さんでは、薬が効きにくいタイ

急性骨髄性白血病

図3 再発後の治療法

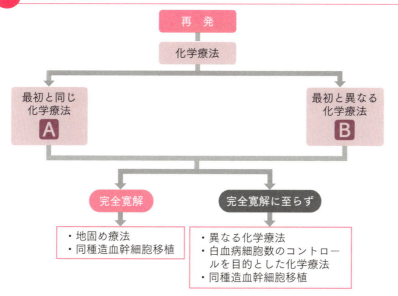

【例】

薬剤名 上段：商品名 下段：一般名	投与方法	1日	2日	3日	4日	5日	6日	7日
キロサイド（シタラビン）	24時間点滴持続	■	■	■	■	■	■	■
ダウノマイシン（ダウノルビシン）	点滴	●	●	●	●	●		

B

薬剤名 上段：商品名 下段：一般名	投与方法	1日	2日	3日	4日	5日	6日	7日
キロサイド（シタラビン）	24時間点滴持続	■	■	■	■	■	■	■
ベプシド・ラステット（エトポシド）	点滴	▲	▲	▲	▲	▲		
ノバントロン（ミトキサントロン）	点滴	◆	◆	◆				

表3 高齢者の治療例

〈例〉70歳女性

- ● 寛解導入療法
- ◆ 1日に、キロサイド120mg点滴 × 8日間
- ◆ 1日に、ダウノマイシン 60mg点滴 × 3日間

・キロサイドおよびダウノマイシンの1日投与量は通常の80％程度
・ダウノマイシンの投与日数を短く設定

・治療開始日より、飲み薬の抗生剤と抗真菌薬を予防的に服用
・治療開始後5日目より発熱が見られ、点滴の抗生剤および抗真菌薬を14日間投与
・貧血、血小板減少に対し、赤血球輸血を6回、血小板輸血を9回施行
・治療開始後35日目（治療終了後27日目）に骨髄検査にて完全寛解を確認

プとされる染色体異常がある場合も多く、一般的に強力な化学療法を行っても完全寛解が得られにくい傾向にあります。また、化学療法を行った後の正常な血液細胞の回復が遅い傾向にあります。高齢者も、前に述べたように化学療法によるリスクが高いと考えられます。

このような場合、通常よりも強度を下げた化学療法を試みることがあります（表4）。

また、輸血療法などを行いながら、飲み薬の抗がん薬で白血病細胞数をコントロールするという選択もあります。

造血幹細胞移植はどのようなときに選択されますか？

造血幹細胞移植は、最も強力な治療と考えることができます。しかし、その分、治療に伴うさまざまな合併症のリスクがあるため、全ての患者さんで行うわけではありません。急性骨髄性白血病の場合は、今のとこ

急性骨髄性白血病

表4 強度を下げた治療例

〈例〉68歳男性（骨髄異形成症候群から急性骨髄性白血病へ移行）

- 寛解導入療法（CAG療法）
  - 1日2回、キロサイド14mg皮下注射×14日間
  - 1日に、アクラシノン14mg点滴×4日間
  - G-CSF製剤皮下注射×14日間

- キロサイドの1日投与量は通常の6分の1程度
- アクラシノンの1日投与量は通常の40％程度

・治療開始日より、飲み薬の抗生剤と抗真菌薬を予防的に服用
・治療開始後12日目より発熱が見られたため、点滴の抗生剤を8日間にわたり投与
・治療により血小板が低下したため、血小板輸血を2回施行
・治療開始後33日目（治療終了後19日目）に骨髄検査にて完全寛解を確認

ろ表5（62頁）のようなケースで選択肢の1つとして移植を考えます。

　急性骨髄性白血病の場合は、自家造血幹細胞移植（自分自身からの移植）を行っても再発率が高いため、ほとんど同種造血幹細胞移植（他人からの移植）が行われています。同種造血幹細胞移植は、患者さんが若年であって（通常は50〜55歳以下）、白血球の型（HLA）が合う骨髄提供者がいることが前提になります。従って、兄弟の間で適した骨髄提供者がいないときには、骨髄バンクで提供者を捜すことになります。一方、最近はHLAが部分的に一致していない血縁者からの移植（ハプロ移植）も試みられるようになってきました。

　また、臍帯血バンクから提供される臍帯血を用いての移植も増えつつあります。50〜55歳以上の患者さんに対しては、強度を下げた「ミニ移植」（44頁参照）も考慮されています。

　いずれにしても、造血幹細胞移植は、患者さんにとって肉体的にも精

表5 急性骨髄性白血病において造血幹細胞移植を考えるケース

●以下の場合は、最も強力な地固め療法として造血幹細胞移植を考える
① 完全寛解が得られたが、もともと予後がよくないことが知られているタイプ（表1でＭ０、Ｍ６、Ｍ７に分類されるタイプ）
② 完全寛解が得られたが、予後がよくないことが知られている染色体を有しているケース
③ 完全寛解を得るまでに、２回以上の寛解導入療法を必要としたケース
④ 完全寛解後に比較的早い時期に再発し、再度、完全寛解に到達したケース

●以下の場合は、強力な寛解導入療法として造血幹細胞移植を考える
⑤ 寛解導入療法で完全寛解に到達しないケース
⑥ 再発した後に、再び完全寛解を得ることができないケース

神的にも負担のかかる治療法ですので、行うかどうかについては慎重に検討する必要があります。

　造血幹細胞移植についての詳しい説明は39頁を参照してください。

治療成績はどうでしょうか？

　現在のところ、通常の寛解導入療法により70％以上の患者さんが完全寛解に至っています。また、図４に示したように、完全寛解が得られた患者さんの約半数の方は、長期生存・治癒に至っています。従って、患者さん全体では30％以上の方が治癒していると判断されます。

　骨髄からの造血幹細胞移植を受けた方に限った治療成績も、図５・６に示しました。二度再発した例や完全寛解が得られない状態で移植した例などの治療成績は劣りますが、これらのグループでも一定の確率で長期生存・治癒が得られています。

急性骨髄性白血病

図4 完全寛解が得られた患者さんの生存曲線

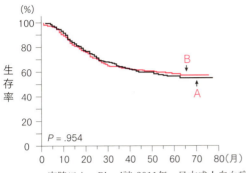

A：地固め療法として多剤併用療法を行ったグループ
B：地固め療法としてキロサイド大量療法を行ったグループ

＊宮脇ほか、Blood誌 2011年、日本成人白血病研究グループ (JALSG) の報告より

図5 血縁者から同種造血幹細胞移植を行った場合の生存率

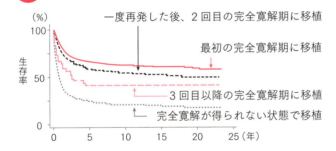

図6 非血縁者から同種造血幹細胞移植を行った場合の生存率

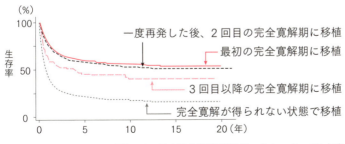

＊図5・6 ＝日本造血細胞移植データセンター/日本造血細胞移植学会 日本における造血細胞移植。「平成26年度　全国調査報告書」より

生活上の注意

　入院して化学療法を受けているときは、病院の指示に従い感染予防をしっかりと守ります。特に、白血球数が著しく低下しているときは、極力出歩かないようにし、一般的には刺身、納豆など「なまもの」の食事を控えます。

　治療終了後、完全寛解で経過を診ている場合は、特に生活の制限はありません。

　治療により生じた貧血の回復が遅れるときがありますが、その場合は回復するまで強い運動をしないようにします。

免疫と抗体

　人体には、細菌やウイルスなどの感染を防ぐ"免疫"という仕組みがあります。免疫システムはたいへん複雑ですが、おおまかな流れを下図に示しました。病原体が体内に侵入すると"炎症"が起こり、マクロファージ（白血球の1つである単球に由来）など免疫に関連した細胞が集積します。これらの細胞により病原体が貪食されると、貪食された病原体の一部（これを"抗原"と呼びます）がヘルパーT細胞に認識され、さらに、その情報がB細胞に伝えられます。するとB細胞は形質細胞へと分化し、その抗原と結合しうる"抗体"を産生します。抗体の本体は免疫グロブリンと呼ばれる物質です（244頁参照）。抗体が結合した病原体は、貪食あるいは破壊されることになります。

　一方、キラーT細胞などによる抗体を介さない免疫作用も重要な働きをします。また、免疫システムは、病原体だけではなく体内で発生した腫瘍細胞などの排除にも関与しています。白血病や悪性リンパ腫、多発性骨髄腫などの血液腫瘍では、疾患そのものや治療の影響により免疫機能が低下していることが多く、感染症合併の危険性を高めています。

　一方、特定の分子と結合する抗体を薬剤として用いる試みが積極的に進められています。血液腫瘍についても、腫瘍細胞に表在している分子に結合する抗体が、抗体医薬として多く開発されてきています（37頁参照）。

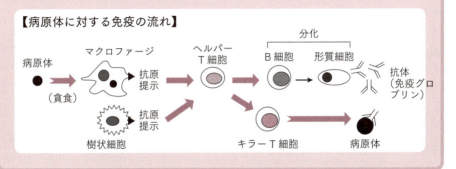

【病原体に対する免疫の流れ】

2 急性前骨髄球性白血病

急性前骨髄球性白血病（APL）は、前項で述べた急性骨髄性白血病の1つのタイプ（M3、53頁表1）ですが、白血病細胞の形や染色体・遺伝子の異常に特徴があります。このタイプには、ベサノイド、トリセノックス、アムノレイクといった分子標的治療薬の効果が高いことが知られています（後述）。

＊APL（エイピーエル）＝Acute Promyelocytic Leukemia

症状と検査の特徴は？

●症状の特徴

症状は、他のタイプの急性骨髄性白血病と基本的には同じです（51頁参照）。しかし、急性前骨髄球性白血病では、播種性血管内凝固症候群（DIC：下段参照）という状態を合併することが非常に多く、そのため特に出血しやすいという特徴があります。ときに脳出血などを起こすこともあります。

播種性血管内凝固症候群（DIC）

さまざまな基礎疾患により、全身の血管内で小さな血液の塊（血栓）が多く発生するものです。その結果、重い内臓障害や出血傾向が起こります。基礎疾患には急性白血病・がんなどの悪性腫瘍、重症感染症、外傷、前置胎盤早期剥離などがあります。

急性前骨髄球性白血病

● 検査の特徴

診断は、他のタイプの急性骨髄性白血病と同じように血液検査や骨髄検査によってなされますが、染色体や遺伝子の異常が特徴的であるため、染色体検査や遺伝子検査の結果が重要です（24〜28頁参照）。

どのような染色体異常なのですか？

急性前骨髄球性白血病では、ほとんどの場合で15番目の染色体と17番目の染色体が途中で切断され、相手方の染色体とお互いに結合してしまう異常が見られます。その結果、15番染色体に存在しているPMLと呼ばれる遺伝子と17番染色体に存在しているRARα遺伝子とが結合しています（図1）。

図1 急性前骨髄球性白血病の染色体異常

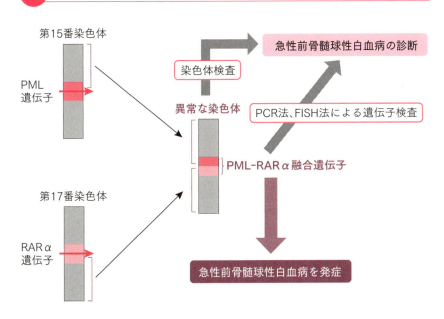

これをPML-RARα融合遺伝子と呼んでおり、これがこの白血病の発症に大きく関わっています。従って、15番目の染色体と17番目の染色体がお互い結合している状態や、PML-RARα融合遺伝子が確認されれば、急性前骨髄球性白血病と診断されるわけです。

ベサノイド→地固め療法→維持療法で治療します

　急性前骨髄球性白血病の治療も、体内の白血病細胞の根絶が目的です。まず、血液検査や骨髄検査のレベルで異常を認めない完全寛解(かんかい)と呼ばれる状態を目指し、引き続いて再発を防ぐための地固め療法、そして外来での維持療法を行います（図2）。

❶ ベサノイドを中心とした寛解導入療法

　急性前骨髄球性白血病には、前述したようにベサノイド（一般名＝トレチノイン）という分子標的治療薬が効果的であることが知られています。ベサノイドは、ビタミンAと似ている構造をもつ飲み薬ですが、この薬によって幼弱な白血病細胞の成熟が促されます。

　ベサノイドが治療に使われてから、約90％の患者さんが完全寛解に至るようになりました。ただし、治療前の段階で白血球数が多い場合にはベサノイドと抗がん薬（キロサイド、イダマイシンなど：34頁参照）とを併用することがあります。

●レチノイン酸症候群に注意

　ベサノイドの副作用で重大なものに、発熱、呼吸困難などを伴うレチノイン酸症候群があります。これが疑われたときには、直ちにベサノイドの投与を中止し、副腎皮質ホルモン薬の大量投与などを行います。

　レチノイン酸症候群は、ベサノイドによって成熟した白血病細胞が増えることが原因であると考えられています。

急性前骨髄球性白血病

図2 急性前骨髄球性白血病の治療の流れ

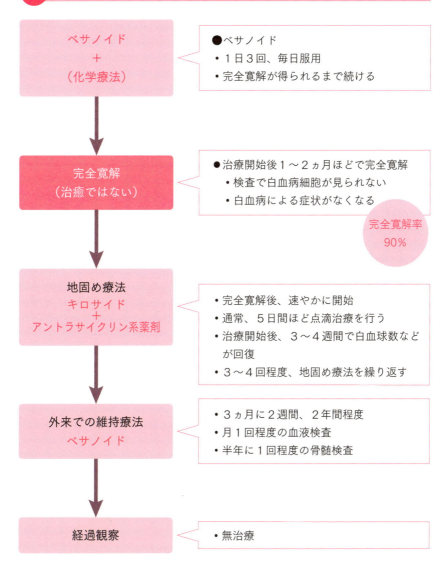

2 寛解後療法（地固め療法）

　ベサノイドで完全寛解が得られても、再発を防ぐためには抗がん薬による強力な寛解後療法（地固め療法）が必要です。地固め療法は、一般的には他のタイプの急性骨髄性白血病と同じく、キロサイドとアントラサイクリン系薬剤（ノバントロン、ダウノマイシン、イダマイシンなど）の組み合わせで行います。

　地固め療法後の骨髄検査で、PML-RARα融合遺伝子が確認されなければ、治療効果が充分にあったと判断し、外来での観察に移ります。

3 維持療法

　外来では、維持療法としてベサノイドを3ヵ月に2週間程度の頻度で服用することがあります。通常、維持療法は2年間程度続け、その後は無治療で経過観察となります。

　また、外来では月1回程度の血液検査を続け、形のおかしい白血球が出現したり、貧血あるいは血小板数の低下が認められるような場合は、骨髄検査を行って再発の有無について調べます。血液検査で異常がない場合でも定期的に骨髄検査を行い、また、PML-RARα融合遺伝子の有無についても末梢血あるいは骨髄血を用いて確認します。

再発したときの治療は？

PML-RARα融合遺伝子が再び出現〜分子学的再発

　血液検査や骨髄検査で白血病細胞が見あたらなければ、基本的には完全寛解が維持されていると判断します。しかし、見た目には完全寛解でも遺伝子検査でPML-RARα融合遺伝子が再び確認されることがあります。その場合は、近い将来（普通は3ヵ月以内）に再発すると考えられます。このような状況を「分子学的再発」と呼んでいます。

急性前骨髄球性白血病

明らかな再発のときはもちろんのこと、分子学的再発の場合でも再び完全寛解を目指して治療を行います。しかし、最初のときと同じようにベサノイドを使っても、多くの場合は完全寛解が得られません。そこで、再発したときには、普通は別の治療薬を使います（図3）。

トリセノックス、アムノレイクで治療

再発した患者さんには、トリセノックス（一般名＝三酸化ヒ素）という点滴薬がよく使われます。この薬の成分は「亜ヒ酸」です。トリセノ

図3 再発後の治療の流れ

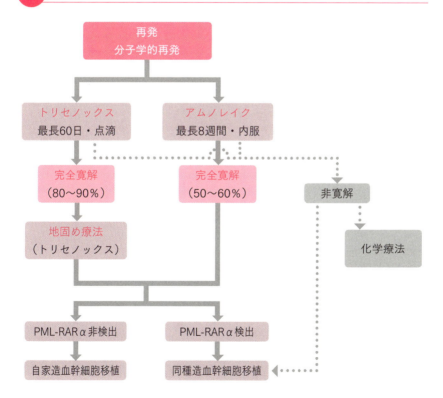

ックスは非常に効果の高い薬で、最長60日間投与を続けることにより80〜90％程度の患者さんが再び完全寛解に至ります。

この治療では、トリセノックスによる心電図の異常が認められることがあるため、通常は入院して心電図を慎重にモニターしながら投与します。また、ベサノイドで見られるレチノイン酸症候群と同様の症状が生じることがあり、この場合はトリセノックスを中止して副腎皮質ホルモン薬の大量投与を行います。

他にも、ベサノイドと構造が似ているアムノレイク（一般名＝タミバロテン）という分子標的治療薬も開発され、再発した患者さんの50〜60％のケースで完全寛解が得られています。心電図異常などにより、トリセノックスを使用することが難しい患者さんに対しては、積極的に選択されます。

移植療法も考慮

これらの治療の結果、再び完全寛解が得られてPML-RARα融合遺伝子が確認されなくなったときには、強力な寛解後療法として自家造血幹細胞移植（自分自身からの移植）も考慮されます。

もし、PML-RARα融合遺伝子が依然として確認される場合には、同種造血幹細胞移植（他人からの移植）も選択肢の１つとなります。

造血幹細胞移植についての詳しい説明は39頁を参照してください。

治療成績はどうでしょうか？

急性前骨髄球性白血病について、ベサノイドの登場以来、急性骨髄性白血病の中でも優れた治療成績が示されています。完全寛解率は90％を超えるといわれ、再発した例に対してもトリセノックスやアムノレイクによる治療や、造血幹細胞移植が行われています。

急性前骨髄球性白血病

　図4に、1997年に日本成人白血病研究グループ（JALSG）によって開始された、ベサノイドを含めた治療の臨床研究の生存率を示しました。現在は、再発例に対する治療の進歩などにより、さらに治療成績が向上しているものと期待されます。

生活上の注意

　入院して化学療法を受けているときは、病院の指示に従い感染予防をしっかりと守ります。特に、白血球数が著しく低下しているときは、極力出歩かないようにし、一般的には刺身、納豆など「なまもの」の食事を控えます。
　治療終了後、完全寛解で経過を診ている場合は、特に生活の制限はありません。治療により生じた貧血の回復が遅れるときがありますが、その場合は回復するまで強い運動をしないようにします。

図4　急性前骨髄球性白血病の生存率

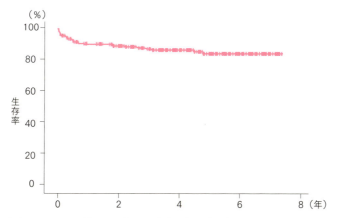

＊麻生ほか、Blood誌、2007年、日本成人白血病研究グループ（JALSG）の報告より

3 急性リンパ性白血病

どのような病気でしょうか？

　急性リンパ性白血病（ALL）は、血液細胞の"がん"化によって白血球の1つであるリンパ球が、骨髄で無制限に増えていく病気です。"がん"化したリンパ球が主にリンパ節や脾臓などのリンパ組織で増えている場合は、同じリンパ球の"がん"でも、悪性リンパ腫（154頁参照）と呼ばれます。

　何らかの原因によって生じた遺伝子の傷が、急性リンパ性白血病幹細胞の発生や白血病細胞の増殖に関わっていると考えられています（図1）。

ALL（エイエルエル）＝Acute Lymphoblastic Leukemia

●成人と小児の急性リンパ性白血病

　小児では、白血病の中で急性リンパ性白血病の発生頻度が最も高いのですが、治療成績は良好で、約80％の患者さんが治癒しています。

　一方、成人では、急性リンパ性白血病のほうが急性骨髄性白血病と比べて発生頻度が低く、現時点では小児と比較すると治療成績も見劣りがします。

　そこで、最近は小児に対して行われているような強力な治療を、成人に対しても行うようになってきています。

　小児の急性リンパ性白血病については次章で詳しく述べます。

急性リンパ性白血病

図1 急性リンパ性白血病発症のメカニズム

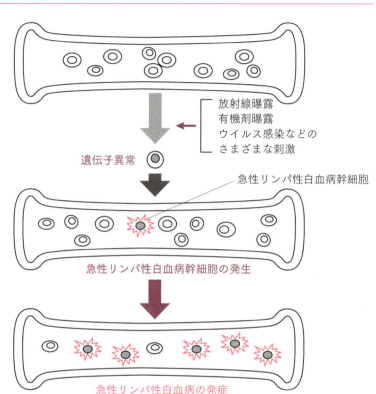

どのような症状が現れますか？

　急性骨髄性白血病と同じように、骨髄で白血病細胞が著しく増えると同時に、正常な白血球、赤血球、血小板が減少します。その結果、肺炎や敗血症などの感染症の合併、だるさ、息切れ、動悸などの貧血症状、皮下出血、鼻出血、歯茎からの出血などが現れます。しかし、診断の時

点では、貧血や血小板低下の程度が軽い場合もあります。

　その他、急性骨髄性白血病と比べて、リンパ節や脾臓の腫れが多く現れます。また、白血病細胞が脳や脊髄といった神経組織に浸潤しているｺとがあり、この場合は頭痛や吐き気を生じることがあります。

急性リンパ性白血病の種類

　急性リンパ性白血病は、白血病細胞の性質をもとに、いくつかのグループに分類されます。

　1つは、表面抗原検査（28頁）により、白血病細胞の表面に出現している表面抗原というものを調べて分類する方法です（図2）。正常なリンパ球もB細胞、T細胞、NK細胞に分けられますが、急性リンパ性白血病も表面抗原のパターンにより、大きくBリンパ芽球性白血病とTリンパ芽球性白血病に分けられます。

　一方、染色体異常の有無にも注目します（染色体検査、24頁）。特に成人急性リンパ性白血病の約30％の患者さんでは、慢性骨髄性白血病で見られるフィラデルフィア染色体およびBCR-ABL融合遺伝子が認められます（図3）。

　このような白血病細胞の性質に則った分類は、治療方針を決定するうえでも欠かせません。

　なお、NK細胞白血病は極めてまれな疾患です。白血病細胞の詳しい性質が不明であるため、明確には急性リンパ性白血病に分類されていません。

急性リンパ性白血病

図2 急性リンパ性白血病の表面抗原による分類

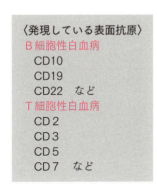
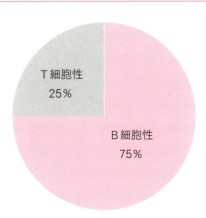

図3 一部の急性リンパ性白血病で見られるフィラデルフィア染色体

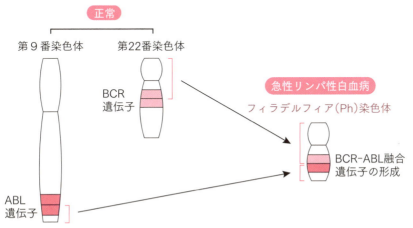

第9番染色体と第22番染色体の一部どうしが結合して、新たにフィラデルフィア染色体がつくられる

化学療法が治療の基本となります

　急性リンパ性白血病の治療は、まず、複数の抗がん薬を組み合わせた強力な化学療法（寛解導入療法）を行うことにより、完全寛解の状態を目指します。完全寛解とは、治癒ではありませんが、血液検査や骨髄検査のレベルでは白血病細胞を認めない状態です。

　治癒を得るためには完全寛解になった後も引き続き、寛解後療法（地固め療法）という強力な化学療法を行い、体内に残っている白血病細胞を根絶する必要があります。

1 寛解導入療法

　急性リンパ性白血病は、急性骨髄性白血病の場合とでは使用する薬の組み合わせや薬の量、治療期間に違いがあります。表1に、日本成人白血病研究グループで行われていた治療計画を例として示しました。最近は、ロイナーゼの投与量をさらに増やした強力な治療も試みられています。

　治療期間は、通常3～4週間程度になります。

　治療開始後から、抗がん薬の副作用により白血球、赤血球、血小板の値が低下します。白血球が2000/μLを下回るぐらいに低下すると、白血球の増加を目的として積極的にG-CSF製剤（図4）を使用します。

　また、発熱など感染症が疑われる場合には抗生剤の投与が行われ、抗真菌（かび）薬の投与が行われることもあります。一方、赤血球や血小板の低下に対しては、赤血球輸血や血小板輸血で対応します。

　寛解導入療法で充分な効果が得られると、通常、治療開始後3～4週間で完全寛解の状態になります。

　フィラデルフィア染色体が陽性の患者さんに対しては、グリベックやスプリセルといった薬も積極的に使われます。これらの薬については慢

急性リンパ性白血病

表1 寛解導入療法の例

薬剤名 \ 日数	第1週							第2週							第3週							
	1	2	3	4	5	6	7	8	9	10	11	12	13	14	15	16	17	18	19	20	21	22
エンドキサン（点滴静注）	■																					
ダウノマイシン（点滴静注）	▲	▲	▲																			
オンコビン（点滴静注）	●							●							●							●
ロイナーゼ（点滴静注）									◆		◆		◆		◆		◆		◆			
プレドニン（内服）	○	○	○	○	○	○	○	○	○	○	○	○	○	○	○	○	○	○	○	○	○	

＊上記薬剤（商品名）の一般名
- エンドキサン→シクロホスファミド
- オンコビン→ビンクリスチン
- プレドニン→プレドニゾロン
- ダウノマイシン→ダウノルビシン
- ロイナーゼ→L-アスパラギナーゼ

図4 G-CSF製剤

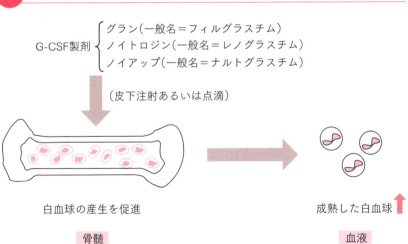

G-CSF製剤 { グラン（一般名＝フィルグラスチム）／ノイトロジン（一般名＝レノグラスチム）／ノイアップ（一般名＝ナルトグラスチム）}

（皮下注射あるいは点滴）

白血球の産生を促進　　成熟した白血球

骨髄　　血液

性骨髄性白血病の章（110頁）で詳しく述べています。

2 寛解後療法（地固め療法）

　完全寛解が得られると、体内に残っている白血病細胞をさらに除くための強力な寛解後療法（地固め療法）を複数回繰り返します。この段階では、次に述べるように神経組織への浸潤予防のために髄注を併せて行います。

　寛解後療法も、血液細胞の減少をはじめとするさまざまな副作用が出現する可能性がありますので、入院して厳重な管理のもとで行うようにします。

●抗がん薬の髄注について

　脳脊髄液検査（30頁）で白血病細胞が認められた場合は、神経組織に浸潤していると考えられます。この場合、脳脊髄液検査で白血病細胞が消えるまで、抗がん薬を脳脊髄液に注入します。これを髄腔内注入、略して髄注といいます。また、状況によっては、脳に放射線を照射することもあります。

　脳脊髄液検査で白血病細胞が認められないときでも、神経組織への浸潤を予防する目的で、寛解後療法の際に髄注を併せて行います。

3 維持療法

　寛解後療法が終了すると、引き続き外来での維持療法に移ります。

　維持療法は、少量の抗がん薬の投与を一定期間（日本成人白血病研究グループの現行の治療計画では2年間）続けます。維持療法では、白血球の低下などにより抗がん薬の量を適宜、調節します。

化学療法の副作用と対策

化学療法では複数の抗がん薬を使用するため、さまざまな副作用が現れる可能性があります。以下のような副作用に対する対策も、白血病の治療では大変重要になります。

●吐き気、食欲不振、だるさ、脱毛

特に、吐き気、食欲不振、だるさ、脱毛などは、非常に高い確率で現れます。

吐き気については、制吐剤を積極的に使用して対処します。

脱毛は通常、治療開始後2週間ほどしてから始まり、治療期間中はなかなか回復しません。しかし、一般的には最終的に抗がん薬の投与が終了してから、半年から1年ほどで髪の毛が生え揃うようになります。

●生理不順、生理の停止、早期の閉経

月経年齢の女性の場合は、生理不順や生理の停止、早期の閉経が起こることもあります。また、血小板低下時の月経過多を防ぐためには、月経停止を目的とした薬を使います。

●白血球・赤血球・血小板の著しい低下

検査上は、白血球、赤血球、血小板が著しく低下するため、感染症や出血が起こりやすくなります。白血球、赤血球、血小板の低下に対しては、必要に応じて輸血や白血球増加薬（G-CSF製剤）の投与を行います。

感染症予防のために、飲み薬の抗生剤や抗真菌薬を前もって服用し続けます。

●各抗がん薬に特徴的な副作用

その他、各抗がん薬に特徴的な副作用があります（36頁、表5参照）。特に、急性リンパ性白血病でよく使われるオンコビンは、指先のしびれや便秘が現れやすく、副作用の程度が強いときは使用を中止することもあります。また、ロイナーゼにより急性膵炎を合併することもあります。

治療終了後も定期的な検査を続けます

　維持療法および維持療法終了後の経過観察は、外来で行われます。この間、1～2ヵ月ごとの血液検査と定期的（少なくとも半年～1年に1回）な骨髄検査を続け、再発の有無について注意します。
　染色体異常やBCR-ABL融合遺伝子などの特徴的な遺伝子異常があるタイプでは、骨髄検査を行う際にこれらの異常が再出現していないかについても調べます。

再発したらどうするのでしょうか？

　血液検査および骨髄検査の結果により、再発が確認された場合は、再び完全寛解を目指して化学療法を行います（図5）。この場合、最初に行った寛解導入療法と同じ治療法を選ぶか、別の治療法にするかは状況により決めます。再び完全寛解が得られた場合には、引き続いて造血幹細胞移植を行うことがあります。

強力な化学療法を行わないこともあります

　高齢者（おおよそ65歳以上）、あるいは重篤な感染症や内臓障害などを合併している患者さんの場合、強力な化学療法を行うことの危険性が高いと判断されることがあります。この場合には、主として外来で、以下のような治療法などにより白血病細胞数をコントロールします。
①経口抗がん薬（ベプシドあるいはラステット、エンドキサン、ハイドレアなど）の連日内服
②VP療法……4週間ごとに、プレドニン4日間内服とオンコビン1日静脈注射を繰り返す

図5 再発後の一般的な治療法

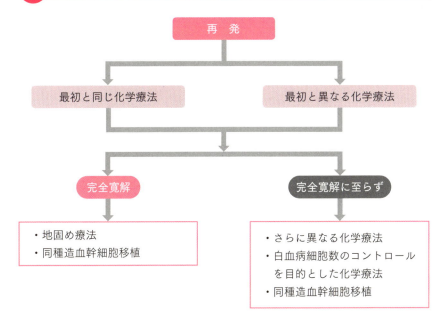

造血幹細胞移植をする場合はどのようなときですか？

　急性リンパ性白血病は、完全寛解が得られても再発する場合が珍しくありません。そこで、治りにくいと予想されるケースでは、同種造血幹細胞移植（他人からの移植）が考慮されます。

　しかし、同種造血幹細胞移植は、患者さんが若年であって（通常は50〜55歳以下）、白血球の型（HLA）が合う骨髄提供者がいることが前提になります。従って、兄弟など血縁者に骨髄提供者がいないときは、骨髄バンクで提供者を捜すことになりますが、治療成績は血縁者と比べると少し劣ります。最近は、臍帯血バンクから提供される臍帯血を用いての移植やHLAが完全には一致していない血縁者からの移植（ハプロ移植）

も増えつつあります。

　造血幹細胞移植にはさまざまな合併症のリスクがあり、患者さんにとって肉体的にも精神的にも負担のかかる治療法です。従って、移植によるメリットとデメリットを充分に理解したうえで、移植をするか決定する必要があります。

　今のところ、一般的に急性リンパ性白血病では、以下のような場合に移植を選択肢の1つとして考えます。

①**完全寛解が得られたが、再発の可能性が高いと推定される場合**
　　・診断時の白血球数が著しく高い
　　・完全寛解を得るまでに、4週間以上かかった
　　・フィラデルフィア染色体陽性
　　・予後がよくないことが知られている染色体異常を有する

　上記の条件にあてはまらない場合でも、兄弟など血縁者に骨髄提供者がいれば、同種造血幹細胞移植を選択することがあります。この場合は、通常の化学療法を行うか同種造血幹細胞移植を行うか検討することになります。

　その他、以下のような条件下でも同種造血幹細胞移植が考慮されます。

②**完全寛解後に再発し、再度完全寛解に到達したケース**
③**寛解導入療法で完全寛解が得られない場合**

　造血幹細胞移植についての詳しい説明は39頁を参照してください。

治療成績はどうでしょうか？

　通常の寛解導入療法を行った場合、80％前後の患者さんが完全寛解に至るといわれています。しかし、今までのデータでは、再発するケースが多いため、長期間にわたって生存される患者さんは全体の30％前後にとどまっていました。

急性リンパ性白血病

しかし、予後が悪いといわれていたフィラデルフィア染色体陽性のタイプにグリベックやスプリセルが積極的に使われるようになり、非常に高い効果が示されています。また、造血幹細胞移植も進歩していますので、治療成績が向上しているものと思われます。

生活上の注意

急性骨髄性白血病の場合と同様、化学療法を受けているときは病院の指示に従って感染予防をします。

治療終了後、完全寛解の状態で外来に通院しているときは、特に仕事、食事、旅行などの生活の制限はありません。

4 小児急性白血病

小児白血病で最も多いのは急性リンパ性白血病です

　小児白血病は、小児がんの30〜40%を占めるといわれており、成人と比較すると"がん"全体に対する比率が非常に高くなっています（図1）。
　小児でも、急性骨髄性白血病、急性リンパ性白血病、慢性骨髄性白血病がみられますが、慢性骨髄性白血病は極めてまれです。従って、ほとんどが急性白血病ですが、その中でも急性リンパ性白血病が約5分の4近くを占めているという特徴があります。
　小児急性リンパ性白血病は2〜4歳に発症のピークがありますが、小児急性骨髄性白血病の場合は各年齢で大きな差はありません。どちらの白血病も、男児のほうが女児よりもやや多い傾向があります。
　以下、急性白血病について見ていきます。

どのような病気でしょうか？

　骨髄には、あらゆる血液細胞のもとになる細胞（造血幹細胞と呼ばれます）があり、この細胞が骨髄系細胞やリンパ系細胞へと分かれて成熟していきます。
　急性白血病は、血液細胞が"がん"化することによって正常に成熟することができなくなり、未成熟な状態で無制限に増殖していく病気です。増殖する細胞が骨髄系細胞かリンパ系細胞かによって、急性骨髄性白血病と急性リンパ性白血病とに分類されます。

小児急性白血病

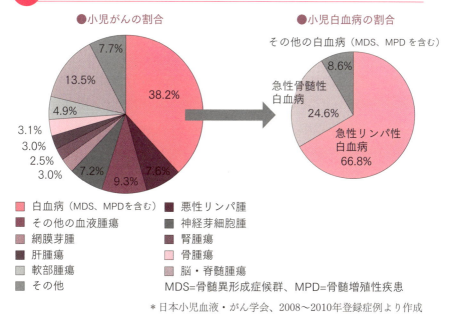

図1 小児がんと白血病の発症割合

＊日本小児血液・がん学会、2008〜2010年登録症例より作成

原因は何ですか？

「白血病の基礎知識」の「原因」の項（16頁）で述べたように、白血病はいろいろな要因によって生じた遺伝子の異常が、その発症に深く関わっています。特に小児では、染色体の異常が多く見られます。

白血病の原因となる遺伝子の異常は、放射線や化学物質の曝露、あるいはウイルス感染など、さまざまな環境の要因によって起こる可能性があります。さらに、胎児期に母親を介して化学物質（喫煙、酒類、殺虫剤など）に曝露されることによっても影響を受けるといわれています。

しかし、実際に白血病になる例は限られており、また、原因が明らかでない場合も多いことから、個々の体質などにも影響されると考えられています。

急性白血病を発症する率の高い遺伝性疾患

　遺伝性疾患の中には、高率に急性白血病を発症するものがあることが知られています。

　ダウン症候群の児は、一般と比較して15倍程度の確率で急性白血病が発症するといわれています。ダウン症候群とは、22対ある染色体のうち、21番の染色体だけが3本あることによって、精神発達の遅れ、特徴的な顔貌（がんぼう）、低身長などを示すものです。

　ファンコニー貧血という先天性の貧血症（再生不良性貧血）でも、急性白血病の発症率が高いことが知られています。

　また、遺伝性疾患ではありませんが、一卵性双生児の1人が急性白血病を発症した場合、他の1人も同じタイプの白血病を発症する確率が高いことが知られています。

どのような症状が現れますか？

　初期の段階では、風邪のような症状、不機嫌やなんとなく元気がないといった症状のみのことがあります。

　骨髄で白血病細胞が著しく増えてくると、正常な白血球、赤血球、血小板が著しく減少していきます。その結果、肺炎や敗血症などの感染症の合併、だるさ・息切れ・動悸などの貧血症状、皮下出血・鼻出血・歯茎からの出血などが見られるようになります。

　その他、肝臓や脾臓の腫れによるお腹の張りやリンパ節の腫れが多く認められます。また、白血病細胞が脳や脊髄といった神経組織に浸潤（しんじゅん）することがあり、この場合は頭痛、吐き気、視力障害、顔面神経麻痺といった症状が生じることがあります。白血病細胞が骨や皮膚などに塊（かたまり）をつくったり、精巣に浸潤して精巣腫大をきたすこともあります。

急性白血病の種類

成人の急性白血病と同様に、急性リンパ性白血病、急性骨髄性白血病ともに、白血病細胞の形や性質をもとにいくつかのタイプに分類されます。

詳しくは、急性骨髄性白血病（50頁）や急性リンパ性白血病（74頁）の項を参照してください。

検査と診断

診断するために必要な検査は成人とほぼ同じです。「白血病の基礎知識」の「検査・診断」の項（22頁）を参照してください。

特に、診断を確定するためには骨髄検査が重要で、その際に白血病細胞の性質を調べる目的で、染色体異常や遺伝子異常の有無、あるいは表面抗原と呼ばれる細胞表面の蛋白質の種類についても検査します。

実際、小児の急性白血病ではさまざまな染色体異常が認められ、それぞれの染色体異常に伴った異常遺伝子がつくられます。異常遺伝子の種類によっては、乳児白血病に特徴的なものもあります。染色体異常を調べて、どのような異常遺伝子が存在しているのかを明らかにすることは、治療方針を立てるうえでも大切です。

精巣浸潤が疑われる場合は、精巣の組織を採取して病理検査を行うことがあります（生検検査）。

化学療法が治療の基本となります

急性リンパ性白血病の治療
●寛解導入療法→強化療法→維持療法
　急性リンパ性白血病の治療は、まず、複数の抗がん薬を組み合わせた強力な化学療法（寛解導入療法）を行うことにより、完全寛解の状態を目指します。完全寛解とは、血液検査や骨髄検査のレベルでは白血病細胞を認めない状態のことをいい、薬の効果が充分に見られれば治療開始後3〜5週間で得ることができます（図2）。

　完全寛解が得られると引き続いて、再発を予防し、治癒を得ることを目的として強化療法、維持療法などの化学治療を行います。

　白血病細胞の性質によっても治療効果が異なるため、発症したときの白血球数、染色体異常の種類、表面抗原のパターンおよび年齢の違いなどにより、選択される薬の組み合わせや薬の量が変わってきます。

●治療期間
　治療期間は、急性リンパ性白血病では全体で2〜3年間に及ぶことがあります。通常、はじめの半年〜1年ぐらいは、入院して化学療法を行います。この間は、脳神経組織への浸潤の予防および治療のために、抗がん薬を脳脊髄液に注入する髄注（80頁参照）も併せて行われます。また、必要なケースでは、脳や精巣への放射線照射が行われることもあります。

　入院治療が終了した時点で完全寛解が維持されていれば、その後は外来での維持療法に移ります。

急性骨髄性白血病の治療
　急性骨髄性白血病の場合も、寛解導入療法、強化療法と進めていきます。急性リンパ性白血病と同様に、年齢や発症時の白血球数などにより

図2 小児急性リンパ性白血病の基本的な治療の流れ

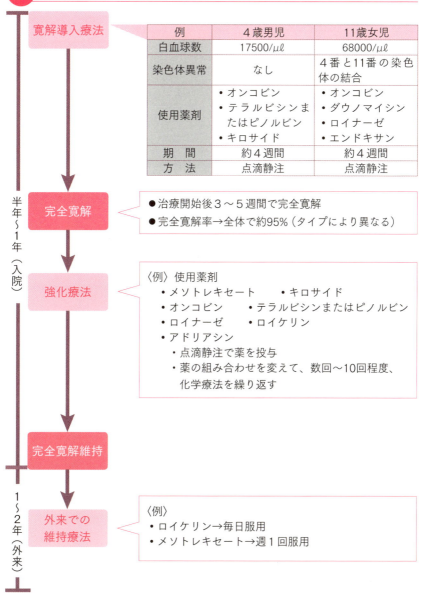

使用する薬の組み合わせが変わることがあります。急性骨髄性白血病では、通常、維持療法は行われません。

急性前骨髄球性白血病の治療

　急性骨髄性白血病の中に、急性前骨髄球性白血病というタイプがあります。このタイプに対しては、ベサノイド（一般名＝トレチノイン）という分子標的治療薬が極めて効果的です。そのため、ベサノイドと化学療法との併用療法を中心に治療が進められ、約90％の長期生存率が得られています。

ダウン症候群に合併した場合の治療

　ダウン症候群に合併した急性骨髄性白血病は、化学療法が効きやすく治癒率が約80％と報告されています。一方、化学療法の副作用が通常よりも強くなる傾向があるため、薬の種類の変更や量を減らすなどの工夫がなされます。

化学療法の副作用

　抗がん薬を用いての治療には、さまざまな副作用が伴います。特に、血液中の白血球、赤血球、血小板数の低下が重要です。
　副作用の詳しい内容および対策については33・36頁を参照してください。

● 不妊について

　思春期前の小児の場合、成人と比べると抗がん薬の精巣や卵巣への影響は少ないと思われますが、やはり不妊の原因になることがあります。そこで、精子保存が可能な場合は、希望により成人と同じように精子保存が考慮されます（46頁参照）。

小児急性白血病

造血幹細胞移植をする場合はどのようなときですか？

　小児の急性リンパ性白血病は、成人と比較して化学療法で治癒する確率が高いのが特徴です。

　しかし、フィラデルフィア染色体（77頁、図３参照）など再発の危険性が高いと予想される染色体異常があるときなどには、完全寛解が得られた後の早い時期から造血幹細胞移植が考慮されます。また、１歳未満の乳児白血病も化学療法だけでは治療が難しいことが多いため、早くから造血幹細胞移植が考慮されます。

　急性骨髄性白血病でも、予後不良といわれる染色体異常や遺伝子異常を認める例では、完全寛解が得られた段階で積極的に造血幹細胞移植が検討されます。また、リンパ性、骨髄性を問わず、完全寛解を得るまでに２回の寛解導入療法を必要とした例についても、造血幹細胞移植が考慮されます。

　一方、化学療法で一度完全寛解が得られた後に再発した例で、再び化学療法により完全寛解が得られた場合も、同種移植の適応となります。

　原則的に自家移植（自分自身からの移植）ではなく、兄弟、親子、骨髄バンクおよび臍帯血バンクから提供された造血幹細胞を用いた同種移植（他人からの移植）が行われます。

　造血幹細胞移植は、さまざまな合併症の危険性があると同時に、経済的にも負担がかかる治療法です。従って、移植によるメリットとデメリットを充分に理解したうえで、行うか否かを決定する必要があります。

　造血幹細胞移植についての詳しい説明は39頁を参照してください。

治療成績はどうでしょうか？

　小児急性白血病の治療成績は、化学療法の進歩とともに著しく向上し

てきました。

　急性リンパ性白血病の場合、治癒成績は成人よりも優れており、現在のところ全体の80～90％の患者さんが治癒しています。多くの例では化学療法のみで治癒に至りますが、一部の例では造血幹細胞移植を必要とします。特に、①フィラデルフィア染色体など治癒が困難であると予想される染色体異常があるタイプ、②1歳未満の乳児白血病、③1回の寛解導入療法で完全寛解が得られなかった場合、などについては、化学療法のみでは満足のいく治療成績が得られていません。また、フィラデルフィア染色体陽性例については、チロシンキナーゼ阻害薬の導入によっても大きく予後が改善しました。

　急性骨髄性白血病の場合はやや劣りますが、それでも全体で70～90％の患者さんが完全寛解となり、最終的に50～70％の患者さんが治癒に至っています。

生活上の注意

　化学療法を受けているときは、入院、外来を問わず病院の指示に従って感染予防をします。

　治療終了後、完全寛解の状態で経過を観察しているときは特に生活の制限はありません。

小児急性白血病

血液細胞の分化と造血因子-1

　本書の最初の部分で述べたように、血液の細胞は骨髄の中で幼弱な細胞から成熟した細胞へと分化します（12頁参照）。もう少し詳しく見てみますと、下図のように、まず全ての血液細胞の元になる造血幹細胞から、骨髄系とリンパ系のそれぞれの幼弱な細胞（前駆細胞といいます）に分かれます。さらに、前駆細胞からいくつかの種類の細胞に分かれ、最終的に成熟した赤血球や好中球へと分化します。急性白血病などでは、幼弱な血液の性質をもつ白血病細胞が増殖しますが、成熟した細胞の性質を示す腫瘍細胞が増殖する疾患もあります。

　それぞれの細胞の分化、増殖には、造血因子と呼ばれる蛋白質（エリスロポエチン、G-CSF、トロンボポエチンなど）が重要な働きをしています。（→135頁に続く）

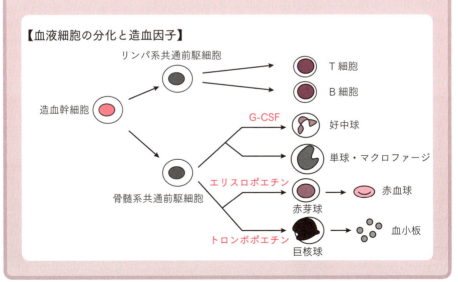

【血液細胞の分化と造血因子】

5 骨髄異形成症候群（こつずいいけいせいしょうこうぐん）

どのような病気でしょうか？

白血病の前段階の状態

　骨髄には、あらゆる血液細胞のもとになる造血幹細胞と呼ばれる細胞があります。全ての血液細胞は造血幹細胞から生まれますが、正常の骨髄では、骨髄系細胞やリンパ系細胞への分化や増殖は、一定のプログラムに従って行われています。

　骨髄異形成症候群（MDS）は、造血幹細胞に異常が生じることで血液細胞の形や能力に異常をきたす病気です（図1）。

　骨髄異形成症候群で見られる異常な血液細胞は壊れやすいために、一般的に、骨髄では血液細胞が多いにもかかわらず、末梢血（血管の中に流れている血液）では血液細胞数が減少します。また、正常の骨髄と比較して芽球（がきゅう）と呼ばれる幼弱な細胞が増える傾向にありますが、芽球が一定以上に増えると急性白血病へ進展したものと考えます。

　すなわち、骨髄異形成症候群は、白血病の前段階の状態と考えられています。高齢者に多い病気ですが、若い人に発症することもあります。

＊MDS（エムディーエス）＝Myelodysplastic Syndrome

原因は何でしょうか？

　骨髄異形成症候群では、約半数の患者さんの骨髄細胞で染色体（遺伝子がのっている細いヒモ状のもの）の異常が認められます。つまり、何

図1 骨髄異形成症候群の病態

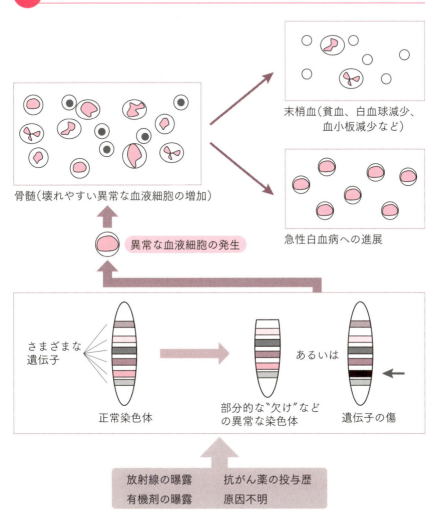

らかの原因による遺伝子の傷が、造血幹細胞の異常に関わっていると考えられています。原因としては、放射線の曝露(ばくろ)、抗がん薬の投与歴、有機剤の曝露などが知られていますが、はっきりとした原因がわからない場合も多くあります。

骨髄異形成症候群の分類

　骨髄異形成症候群は、骨髄や末梢血での芽球の割合、染色体異常の種類、環状鉄芽球と呼ばれる細胞の数などにより、いくつかのタイプに分けられています。ここでは、世界保健機関（WHO）による分類を表1に示しました。
　一方、芽球の割合、染色体異常および減少している血液細胞の種類数を点数化して予後を予測する「国際予後判定システム」（表2）というものがあります。
　タイプの違いや、国際予後判定システムの点数によって、急性白血病へ進展する危険度などがある程度予測されますので、治療方針を決めるうえでもこれらの分類は大切です。
　なお、国際予後判定システムについては、芽球の割合や染色体異常に加えて、貧血や血小板、好中球（白血球の一種）減少の程度も考慮した改訂版も作成されています。

血液細胞の減少による症状が現れます

　骨髄異形成症候群で見られる異常な血液細胞は、骨髄で壊れやすいために、血液検査では赤血球減少（貧血）、白血球減少、血小板減少などを認めます。また、数の低下が目立たない場合でも、それぞれの血液細胞の機能が低下しています。

表1 骨髄異形成症候群の分類（WHO分類）

病　型	末梢血の芽球	骨髄での芽球
＊1つの血球系統の異形成を伴う不応性血球減少症（RCUD）	＜1％	＜5％
複数の血球系統の異形成を伴う不応性血球減少症（RCMD）	＜1％	＜5％
環状鉄芽球が多い貧血（RARS）		＜5％
芽球増加を伴う不応性貧血-1（RAEB-1）（1つ以上の血球系統の異形成を伴う）	＜5％	5〜9％
芽球増加を伴う不応性貧血-2（RAEB-2）（1つ以上の血球系統の異形成を伴う）	5〜19％	10〜19％
5q欠失症候群	＜1％	＜5％
分類不能型（MDS-U）	≦1％	＜5％

＊赤血球系、好中球系、血小板系のどれか

表2 国際予後判定システム

予後因子	配点				
	0	0.5	1.0	1.5	2.0
骨髄中の芽球の比率	＜5％	5〜10％	—	11〜20％	21〜30％
染色体異常＊	良好	中間	不良		
血球減少＊＊	0あるいは1	2あるいは3			

スコアリングの合計点	
低（Low）リスク群	0
中間（INT1）リスク群	0.5〜1.0
中間（INT2）リスク群	1.5〜2.0
高（High）リスク群	≧2.5

＊良好：正常染色体、5番染色体の一部欠失など
　不良：3種類以上の染色体異常、7番染色体の異常
　中間：その他の染色体異常

＊＊白血球、赤血球、血小板の中で減少している種類の数

その結果、顔面蒼白・だるさ・息切れ・動悸などの貧血症状、白血球の減少や機能異常による肺炎などの感染症の合併、血小板の減少による皮下出血・鼻出血・歯茎(はぐき)からの出血などの出血症状が多く現れます。

検査値の異常について

血液検査

　白血球、赤血球、血小板のうちのどれか、あるいは全ての低下が見られます。また、通常見られない幼弱な白血球（芽球など）が出現することがあります（表3）。

　その他、骨髄での血液細胞の破壊を反映して、血液中のLDH値、間接ビリルビン値が増加します。さらに、血液中のビタミンB_{12}や鉄、フェリチン値の増加が多く見られます。

　貧血が高度で、輸血の回数が多くなってくると、フェリチン値が著しく増加します。フェリチン値は体内の貯蔵鉄の量を反映しています。この場合、CT検査により肝臓などへの鉄沈着の所見が見られることがあります。

骨髄検査

　骨髄異形成症候群と診断するためには、骨髄検査を行うことが重要です（24頁参照）。骨髄の細胞では、赤芽球（未熟な赤血球）、巨核球（血小板のもとになる細胞）および白血球に特徴的な形の異常が見られますが、この形態異常の有無が診断に大変参考になります（図2）。

　また、染色体異常のあるなしや芽球の割合を調べたり、骨髄の標本に特殊な染色をして環状鉄芽球と呼ばれる異常な赤芽球の数も評価します。この結果により、どのタイプかが決定されます。

骨髄異形成症候群

表3 血液検査の基準値と検査値例

検査項目	基準値(正常範囲)	例:59歳男性	例:44歳女性
白血球数	3500〜9100/μℓ	3600/μℓ	1500/μℓ
赤血球数	男 427万〜570万/μℓ 女 376万〜500万/μℓ	301万/μℓ	158万/μℓ
ヘモグロビン数 (血色素数)	男 13.5〜17.6g/dℓ 女 11.3〜15.2g/dℓ	10.2g/dℓ	5.8g/dℓ
血小板数	13.0万〜36.9万/μℓ	3.9万/μℓ	21.7万/μℓ
LDH	109〜216mU/mℓ	246mU/mℓ	163mU/mℓ
ビタミンB_{12}	257〜989pg/mℓ	704.4pg/mℓ	250.1pg/mℓ
鉄	63〜192μg/dℓ	338μg/dℓ	105μg/dℓ
フェリチン	3.0〜59.4ng/mℓ	243.6ng/mℓ	140.4ng/mℓ

※基準値は医療機関により若干変わります。

図2 骨髄異形成症候群で見られる血液細胞の形態異常

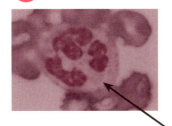
白血球の核の異常

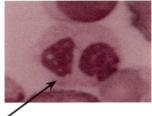

骨髄異形成症候群の骨髄では、血液細胞の形に種々の異常が見られる(写真)。形の異常があることが、診断にとても重要となる。

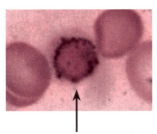
RARSで見られる環状鉄芽球

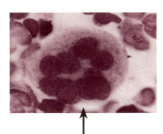
巨核球の核の異常

いろいろな治療法が試みられています

　骨髄異形成症候群については、標準的治療といったものがまだ確立されていません。しかし、新しい薬剤の開発も進められており、いろいろな治療法が試みられています（104頁、表4）。一般的に、タイプの違いや国際予後判定システム（99頁参照）の点数の結果などを参考に治療法を考えます。

　治療法は大きく、国際予後判定システムの点数が低い「低リスク群」と、点数が高い「高リスク群」の治療に分けられます。

主に低リスク群を対象とした治療
蛋白同化ホルモン療法

　蛋白同化ホルモン剤（プリモボラン）は、本来、再生不良性貧血に対して使われている薬ですが、貧血を主症状とする骨髄異形成症候群の患者さんに対しても貧血の改善効果が見られる場合があります。

　国際予後判定システムの点数が低いケースが対象となり、効果が現れるまで通常3～6ヵ月の期間を必要とします。30～50％ぐらいの患者さんに貧血の改善が認められ、有効な場合は維持量として少量のプリモボランの投与が続けられます。

　副作用としては、多毛、声が太くなるなどのいわゆる男性化があります。また、肝機能障害が現れることもあるため、血液検査を定期的に行い、肝機能をチェックします。

免疫抑制療法

　骨髄異形成症候群は、本来、造血幹細胞の異常によって生じる疾患ですが、免疫機能（異物を認識し排除しようとする力）の異常も血液細胞数の低下に関与しているといわれています。免疫抑制療法とは、免疫を

抑えることで血液細胞の破壊を防ごうというものです。この療法も、本来は再生不良性貧血に対して行われる治療法です。

● **シクロスポリン**

経口薬のシクロスポリン（商品名＝ネオーラル、サンディミュン）により、国際予後判定システムの点数が低く芽球の増加のないケースで、貧血の改善を認めることがあります。

副作用としては、特に腎機能障害に気をつける必要があるため、定期的な血液検査を受けます。その他、血圧の上昇や多毛、指の震えなどが出現することがあります。

● **抗胸腺細胞グロブリン**

注射薬の抗胸腺細胞グロブリンも、貧血の改善効果が期待される免疫抑制薬です。抗胸腺細胞グロブリンは、通常5日間ほど連続して点滴します。

1ヵ月程度の入院が必要となることが多く、また実際に効果が現れるまでに3ヵ月以上かかることがまれではありません。

副作用として、急性のアレルギー反応に注意する必要があります。その他、投与7～12日後に皮膚の紅潮、関節痛、リンパ節腫脹で発症する血清病の合併にも気をつけます。

実際には、抗胸腺細胞グロブリンにシクロスポリンを併用することも多くあります。

サイトカイン療法

エリスロポエチン（赤血球の産生を促すホルモン）の製剤であるダルベポエチン（商品名＝ネプス）が、国際予後判定システムの点数が低い患者さんを対象として、貧血の改善目的に使用されることがあります。特に、輸血回数が少ない患者さんで、血液中のエリスロポエチン量がもともと少ないケースで効果が期待されています。

表4 骨髄異形成症候群の治療法

●主に低リスク群を対象とした治療法

治療法	細目
蛋白同化ホルモン療法 プリモボラン	・対象→国際予後判定システムの点数が低い場合 ・場所→外来で内服 ・期間→効果が出るまで3～6ヵ月。有効の場合は投与継続 ・効果→貧血の改善。改善率30～50%
免疫抑制療法 ●シクロスポリン （ネオーラル、サンディミュン）	・対象→国際予後判定システムの点数が低い場合 ・場所→外来で内服 ・期間→有効の場合は投与継続 ・効果→貧血の改善。改善率30～50%
●抗胸腺細胞グロブリン （サイモグロブリン） ●抗Tリンパ球グロブリン （ゼットブリン）	・対象→国際予後判定システムの点数が低い場合 ・場所→入院治療（1ヵ月程度） ・期間→通常、5日間ほど連続点滴 ・効果→貧血、血小板減少の改善。改善率30～50%
サイトカイン療法 ●ダルベポエチン （ネスプ）	・対象→国際予後判定システムの点数が低い場合 　　　　　特に血清エリスロポエチン濃度が低いケース ・場所→外来で週1回皮下注射 ・期間→有効の場合は継続 ・効果→貧血改善率40～70%
レナリドミド （レブラミド）	・対象→国際予後判定システムの点数が低く、 　　　　del 5q染色体異常が認められる場合 ・場所→外来で内服 ・期間→有効の場合は投与継続 ・効果→貧血改善率60～100%

レナリドミド

　レナリドミド（商品名＝レブラミド）は、国際予後判定システムの点数が低いケースで、5番目の染色体の一部が欠けている患者さん（del 5qといいます）が投与の対象となります。この特徴をもつ患者さんは、貧血が強く輸血を繰り返し受けているケースが多いのですが、レナリドミドにより貧血の改善が期待されます。

　重大な副作用として催奇形性があるため、妊娠中の女性には投与できません。また、白血球や血小板の減少、血栓症などの副作用にも気をつける必要があります。

骨髄異形成症候群

● 主に高リスク群を対象とした治療法

治療法	細目
アザシチジン （ビダーザ）	・対象→国際予後判定システムの点数が高い場合 ・場所→初回は入院。2回目からは外来 ・期間→4週間ごとに7日間ないし5日間皮下注射（点滴の場合もあり）。有効の場合は投与継続 ・効果→完全寛解率約30％、血球数の改善40〜70％
化学療法 ● 少量の抗がん薬 〈例〉キロサイド少量 ＋アクラシノン ＋G-CSF製剤（61頁参照）	・対象→国際予後判定システムの点数が高い場合 　　　白血病への進展が見られる場合 ・場所→入院 ・期間→2週間ほど続ける場合が多い ・効果→完全寛解率約20％
● 標準量の抗がん薬 〈例〉キロサイド ＋ダウノマイシン（54頁参照）	・対象→国際予後判定システムの点数が高い場合 　　　白血病への進展が見られる場合 ・場所→入院 ・期間→通常1週間ほど点滴 ・効果→完全寛解率約50％
造血幹細胞移植	・対象→国際予後判定システムの点数が高いなど 　　　予後があまりよくないと予測される場合 　　　国際予後判定システムの点数は低いが 　　　頻繁に輸血が必要になるケース　など ・効果→根治的治療法

● 支持療法

治療法	細目
輸血療法	・対象→貧血や血小板減少が著しいとき 　　　高齢などの理由により上記のさまざまな治療を 　　　行わないとき ・効果→症状の緩和・除去

主に高リスク群を対象とした治療

　国際予後判定システムの点数が高い場合は、早期に急性白血病へ進展する危険度が高いと考えられます。このような場合は、抗腫瘍作用をもつ薬の投与が考慮されます。

アザシチジン

　アザシチジン(商品名＝ビダーザ)は比較的新しい薬で、多くの高リスク例で試みられています。原則的に7日間の投与(皮下注射)を4週間ごとに繰り返しますが、状況により5日間に短縮したり、皮下注射から点滴に変えたりします。血球減少の改善や芽球の減少などの効果が見られた場合は、そのままアザシチジン療法を続けます。効果が出るまで数ヵ月かかることも多いのですが、その間、逆に血球数が低下する副作用もよく見られるため注意が必要です。

　完全寛解が得られる確率は20〜30％と高くはありませんが、完全寛解に至らない場合でも生存期間や急性白血病へ進展するまでの期間の延長が期待されます。また、血球減少の改善も半数ないしそれ以上の患者さんで見られています。

化学療法

　国際予後判定システムの点数が高い場合のほかに、白血病への進展が見られる場合には、化学療法も有力な選択肢になります。
　化学療法には、少量の抗がん薬を使う方法と、急性骨髄性白血病と同じように大量の抗がん薬を使用する強力な治療とがあります。

●**少量の抗がん薬による治療**

　少量のキロサイド(一般名＝シタラビン)の投与を基本にした方法がよく行われます。完全寛解(完治ではないが、血液検査や骨髄検査レベルで正常化する状態)になる患者さんの割合は20％程度と高くはありませんが、比較的安全性が高い治療法です。しかし、感染症など重篤な合併症を起こす場合もないわけではありません。

●**標準量の抗がん薬による治療**

　一方、強力な化学療法の場合は、50％程度の患者さんが完全寛解を得るといわれていますが、急性骨髄性白血病と比較すると寛解率が劣りま

す。また、治療後の血液細胞数の回復が遅れることがあり、感染症の合併など治療に伴う危険性も高いことに注意する必要があります。従って、高齢の患者さんにはあまり行われない傾向にあります。

具体的な抗がん薬の副作用については、36頁を参照してください。

移植療法（造血幹細胞移植）

骨髄異形成症候群に対する根治的な治療は、造血幹細胞移植です。国際予後判定システムの点数が高い場合など、予後があまりよくないと予測される場合には、基本的には造血幹細胞移植を行うことが好ましいと考えられています。

骨髄異形成症候群は高齢の患者さんが多いので、全ての患者さんが移植の適応になるわけではありません。しかし、最近は50〜55歳以上の患者さんに対しても、移植に伴う治療強度を軽くした「ミニ移植」（44頁参照）が行われるようになってきています。

また、兄弟など血縁者からの移植が好ましいのですが、白血球の型（HLA）が一致しない場合には、骨髄バンクに登録して骨髄提供者を捜します。最近は臍帯血バンクからの移植や、HLAが完全には一致していない血縁者からの移植（ハプロ移植）も増えています。

その他、白血病への進展のリスクが低いと考えられているタイプや、国際予後判定システムの点数が低い場合でも、頻回に輸血が必要になるケースでは造血幹細胞移植が選択されることもあります。

造血幹細胞移植についての詳しい説明は39頁を参照してください。

支持療法

骨髄異形成症候群では、赤血球減少による高度の貧血、白血球減少による感染症、血小板減少による出血が多く認められます。支持療法とは、これらの合併症の予防ないし治療を目的とするもので、輸血療法や抗生

剤・抗真菌薬の投与のことをいいます。

● 輸血療法

　骨髄異形成症候群によって貧血や血小板減少が著しいときには、輸血を行います。高齢などの理由により上記のさまざまな治療を行わないときは、輸血療法のみで様子を見ることもあります。

　輸血の回数が増えてくると、輸血の血液に含まれている鉄が大量に内臓に蓄積して、心不全などを起こすことがあります（鉄沈着症と呼ばれます）。血液検査（血清フェリチン値）などで一定水準以上の鉄の蓄積があると評価された場合は、過剰な鉄を体外に排泄するために、飲み薬の鉄排泄薬（エクジェイド）が使われます。

　輸血療法については260頁のコラムも参照してください。

● 抗生剤・抗真菌薬

　骨髄異形成症候群では、白血球の数の減少や機能の低下により感染症にかかりやすくなります。発熱、咳などの症状や血液検査での炎症反応（CRP）の上昇が認められる場合は、感染症の診断のための検査を進めると同時に、抗生剤の投与を行います。抗生剤の効果が不充分のときは、抗真菌薬の併用が行われます。

治療成績はどうでしょうか？

　感染症の合併や重篤な出血、急性白血病への進展の有無が、予後に影響します。国際予後判定システムの点数によって、ある程度の予後の予測がなされます。

　古いデータ（1997年に発表された海外からの報告、および2001年の厚生労働省特発性造血器障害に関する調査研究班の報告）によれば、国際予後判定システムの低リスク群の5年生存率が60％前後、10年生存率が30％前後でした。また、中間（INT1）リスク群の5年生存率は約40％、

10年以上の生存率が10〜20％でした。一方、中間（INT２）リスク群や高リスク群での長期生存は難しいという結果が出ています。

しかし、これはアザシチジンなどの新しい治療薬が開発されていない時期の成績です。また、現在は造血幹細胞移植の応用も進んでいますので、当時と比べて治療成績が向上していると思われます。

生活上の注意

感染症の予防が大事です。うがい、手洗いを励行し、人込みの中に入るときはマスクをつけます。

貧血が目立つ場合は、強い運動をしないようにします。

6 慢性骨髄性白血病

　慢性骨髄性白血病（CML）は、白血病という名前は急性白血病と共通ですが、病気の特徴は大きく異なっています。白血病という病名が、初めて歴史に記録されたのは1849年のことですが、このときの疾患は慢性骨髄性白血病だったと考えられています。

＊CML（シーエムエル）＝Chronic Myeloid Leukemia

どのような病気でしょうか？

慢性期から急性期へと進展するのが特徴

　慢性骨髄性白血病は、全ての血液細胞のもとになる細胞（造血幹細胞といいます）が"がん"化して発生する白血病です。日本では、毎年10万人あたり1～2人の頻度で発症しますが、男女の別や年齢に関係なく見られます。

　急性白血病と最も異なる点は、慢性期という状態から始まり、移行期を経て急性期へと病気が進展していくことです。

　慢性期は、幼弱な細胞から成熟した細胞までさまざまな種類の白血球が著しく増加する時期で、通常3～5年ほど続きます。しかし、診断後数ヵ月で急性期に進展してしまう場合もあります。一方、急性期になると、幼弱な白血病細胞が増加し、一見したところ急性白血病と同じように見えます。ほとんどの患者さんは、慢性期のうちに診断されます。

　慢性期と急性期とでは、治療方針も異なってきます。

　血液細胞の成長と"がん"化については13頁を参照してください。

図1 慢性骨髄性白血病発生の流れ

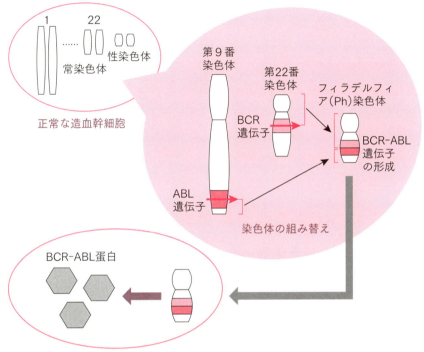

BCR-ABLという異常な遺伝子が原因

　図1のように、ヒトの全ての遺伝子は、細胞の中にあるヒモ状のもの（染色体と呼びます）に存在しています。染色体には、1番から22番までそれぞれ2本ずつある常染色体と、2本の性染色体があります。

　慢性骨髄性白血病では、ほとんどの場合で9番目の染色体と22番目の染色体が途中で切断され、相手方の染色体と結合してしまう異常が見られます。この結果できあがった異常な染色体をフィラデルフィア染色体（Ph染色体）と呼んでいます。

フィラデルフィア染色体では、9番染色体に存在しているABLと呼ばれる遺伝子と22番染色体に存在しているBCR遺伝子とが結合しています。これをBCR-ABL遺伝子と呼んでいます。この遺伝子からBCR-ABL蛋白と呼ばれる異常な蛋白質が産生され、これが慢性骨髄性白血病細胞の発生原因と考えられています。

　しかし、フィラデルフィア染色体がどのような原因によってできるのかはわかっていません。

　このように、この病気は血液細胞の遺伝子の異常が原因ですが、いわゆる親から伝わる遺伝性疾患ではなく、子孫への影響もありません。

どのような症状が現れますか？

A 慢性期〜多くは無症状

　慢性期の自覚症状としては、全身のだるさや肝臓や脾臓の腫れによる腹部の膨満感を感じることがあります。しかし、ほとんどの患者さんは症状が現れる前に、健康診断などで白血球の増加を指摘されて発見されます。その他、胃潰瘍を合併することもあります。

B 急性期〜急性白血病と同じような症状

　急性期になると、幼弱な白血病細胞が著しく増えてきます。この幼弱な白血病細胞は、血液細胞としての正常な働きを示しません。一方、きちんとした機能をもつ成熟した白血球、赤血球、血小板といった血液細胞は減少します。その結果、成熟白血球の減少により細菌などに対する抵抗力が下がるため、肺炎などの感染症を起こしやすくなります。

　また、赤血球の低下（貧血）による動悸、息切れ、倦怠感や、血小板減少による皮下出血、鼻出血、歯茎からの出血などが現れます。その他にも、原因不明の発熱や関節痛なども起こります。

検査と診断

A 慢性期

①問診・触診

だるい、微熱が続く、お腹が張るなどの症状がある場合があります。触診で、肝臓や脾臓の腫れがわかることもあります。

②血液検査

血液検査（114頁、表1）では、白血球数が増えることのほかにビタミンB_{12}や尿酸、LDH値が高い数値を示します。また、好中球アルカリホスファターゼ活性が下がります。

白血球数は、程度の差はありますが、ほぼ全員の患者さんが増加します。健常な人では成熟した正常な白血球のみが血液中に認められますが、慢性骨髄性白血病では幼弱な細胞から成熟した細胞まで、白血病細胞に由来するさまざまな種類の白血球が見られます。また、好塩基球と呼ばれる種類の白血球も増えます。

③超音波検査

触診で、肝臓や脾臓の腫れがわかる場合もありますが、超音波検査によって正確に脾臓の大きさを評価します。

④骨髄検査

慢性骨髄性白血病の診断を決定するためには、骨髄検査（24頁参照）

白血球が増加する他の病気

感染症、心筋梗塞、甲状腺機能亢進症などの内分泌疾患、悪性腫瘍、やけど、手術後などでも白血球数が増加します。また、一部の薬剤や妊娠、寒冷な環境によって白血球が増えることもあります。

しかし、これらの原因で増える場合は、成熟した白血球のみ増加することが多いと考えられています。

表1 血液検査の基準値と慢性骨髄性白血病の検査値例

検査項目	基準値(正常範囲)	慢性期	急性期
白血球数	3500〜9100/μℓ	114800/μℓ	85600/μℓ
芽球	(−)	2%	78%
赤血球数	男 427万〜570万/μℓ 女 376万〜500万/μℓ	363万/μℓ	217万/μℓ
ヘモグロビン数 (血色素数)	男 13.5〜17.6 g/dℓ 女 11.3〜15.2 g/dℓ	10.3 g/dℓ	7.1 g/dℓ
血小板数	13.0万〜36.9万/μℓ	78.9万/μℓ	1.8万/μℓ
尿酸	3.8〜6.6 mg/dℓ	8.0 mg/dℓ	8.5 mg/dℓ
ビタミンB_{12}	257〜989 pg/mℓ	2058 pg/mℓ	2938 pg/mℓ
好中球アルカリ ホスファターゼ	156〜271	75	299

※基準値は医療機関により若干変わります。

を行う必要があります(表2)。

　骨髄検査では、骨髄中の細胞の増え方の状態を調べるとともに、慢性骨髄性白血病に特徴的なフィラデルフィア染色体あるいはBCR-ABL遺伝子の存在を確認します。BCR-ABL遺伝子に関しては、末梢血を用いたPCR法あるいはFISH法と呼ばれる検査によっても確かめることができます(図2)。ごく一部に、BCR-ABL遺伝子のみが証明されて、フィラデルフィア染色体を認めない場合もあります。

B 急性期
①問診
　発熱、鼻血などの出血、だるい、息が切れるなどの症状があります。
②血液検査
　白血球数は増えますが、とりわけ幼弱な白血病細胞の増加が目立つようになります。また、貧血や血小板数の低下も進みます。好中球アルカリホスファターゼ活性は、慢性期と異なり上昇に転じます。

慢性骨髄性白血病

表2 骨髄検査の基準値と慢性骨髄性白血病の検査値例

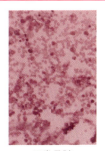

正常骨髄

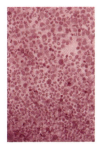

慢性骨髄性白血病の骨髄

検査項目	正常骨髄の おおよその値	慢性骨髄性 白血病の例
細胞数	10万～25万/mm³	64万/mm³
白血球　芽球	0.4～1.0%	4.0%
（未熟～成熟）顆粒球	40～50%	90.8%
赤芽球（幼弱な赤血球）	14～25%	3.6%
巨核球（血小板の母体となる細胞）	50～150/mm³	2056/mm³

図2 FISH法によるBCR–ABL遺伝子の検出

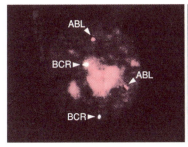

正常白血球

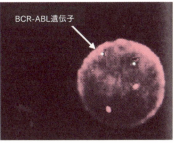

慢性骨髄性白血病細胞

③骨髄検査

　骨髄検査でも、幼弱な白血病細胞の増加が見られます。また、フィラデルフィア染色体以外に新たな別の染色体の異常が加わる場合も少なくありません。

慢性期の治療法

　白血病ということで、非常に治療が難しいという印象をおもちの方がいるかもしれません。しかし、病気のしくみが明らかになってきたことで、高い効果が期待できる治療薬が登場してきました。

　今では慢性期で見つかった場合、きちんと治療を受けていれば、急性期に進まずに経過することが可能になっています。

治療の目標

　白血病細胞を徹底的に減らすことが、治療の目的になります。

　治療の効果により、ある程度以上、白血病細胞が減少すると、白血球数をはじめとする血液検査の値が正常になります。

　白血病細胞の数がさらに少なくなると、骨髄検査のレベルで白血病細胞の割合が下がります。この場合、フィラデルフィア染色体をもっている細胞（これが白血病細胞です）の割合を調べることで、残っている白血病細胞の量が判断できます。

　治療が非常に効いた場合には、もはや骨髄検査でフィラデルフィア染色体も証明されなくなります。この場合には、BCR-ABL遺伝子（これも白血病細胞にしかありません）の量を測定することで、体内に残っている白血病細胞の量を評価します。

　従って、治療の効果をまとめると、表3のように、血液学的効果→細胞遺伝学的効果→細胞遺伝学的完全寛解→分子学的効果となります。

表3 慢性骨髄性白血病の治療効果

① 血液検査で、白血球数などが正常化する
　→これを血液学的効果と呼びます
② 骨髄検査で、フィラデルフィア染色体をもっている細胞の割合が35%以下になる
　→これを細胞遺伝学的効果と呼びます
③ 骨髄検査で、フィラデルフィア染色体をもっている細胞が証明されなくなる
　→これを細胞遺伝学的完全寛解と呼びます
④ 骨髄検査あるいは血液検査で、BCR-ABL遺伝子の量が大変少なくなる
　→これを分子学的効果と呼びます
⑤ 骨髄検査あるいは血液検査で、BCR-ABL遺伝子の証明が困難になる
　→ これを分子学的完全効果と呼びます

　最近は、BCR-ABL遺伝子の量が、測定するのが難しいレベルまで低下した場合を分子学的完全効果と呼ぶ傾向にあります。
　それでは、実際に使用されている薬について説明していきます。

1 チロシンキナーゼ阻害薬

● グリベック（一般名＝イマチニブ）
〜慢性骨髄性白血病の治療法をがらりと変えた薬

　分子標的治療薬（37頁参照）の1つで、慢性骨髄性白血病の原因となっているBCR-ABL蛋白の働きを直接抑える薬です。1日1回、原則として4錠を、多めの水で服用します。
　欧米および日本国内での今までの結果では、慢性期の患者さんに対して極めて優れた効果を示しており、この薬の登場によって慢性骨髄性白血病に対する治療法が、がらりと変わったといっても過言ではありません。図3（118頁）に示したように、100%近い患者さんで血液学的効果が得られていますし、約90%の患者さんで骨髄でのフィラデルフィア染

図3 グリベックの効果

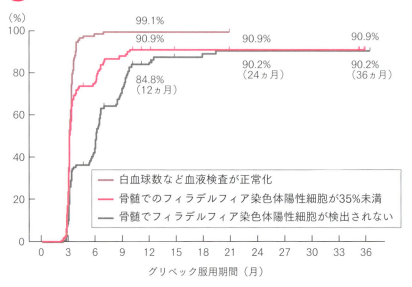

* 永井ほか、Int. J. Hematol. 誌、2010年より

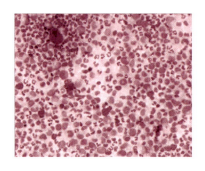

グリベック投与開始前の骨髄

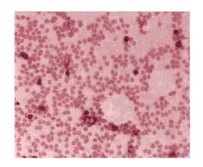

グリベック投与6ヵ月後の骨髄

図4 グリベックの主な副作用

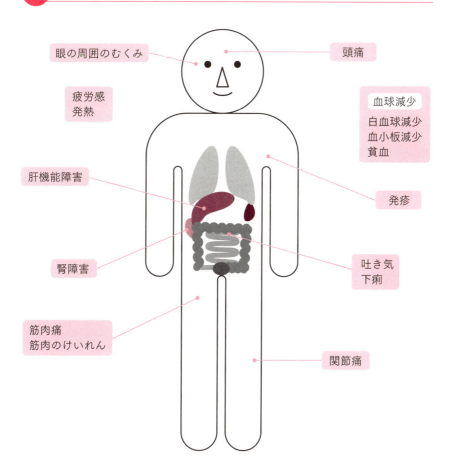

色体陽性細胞数が減っています。

　ただし、図4にあげたような副作用が現れる場合があり、服用を続けることが困難なときには、一時的な休薬や減量、次に述べる第二世代薬への変更が必要になることもあります。

- **スプリセル（一般名＝ダサチニブ）、タシグナ（一般名＝ニロチニブ）、ボシュリフ（一般名＝ボスチニブ）**

　これらの薬は、第二世代チロシンキナーゼ阻害薬と呼ばれています。基礎研究では、グリベックよりも強力にBCR-ABL蛋白の働きを抑える効果が示されています。また、グリベックが効きにくい（薬剤耐性といいます）慢性骨髄性白血病細胞にも効果が期待されることから、グリベックの効果が不充分な場合や、副作用でグリベックの服用を続けることが難しい患者さんに使用されます。

　一方、スプリセルとタシグナについては、診断後の最初の治療薬として使用することも認められており、分子学的効果を得る患者さんの割合はグリベックを凌いでいるというデータもあります。ボシュリフについては、現時点（平成28年6月）では最初の治療薬としては選択されません。

　副作用は、グリベックと同じように皮疹やむくみなどが出ることがあります。また、それぞれの薬に特徴的な副作用にも注意します。

　スプリセルは、10〜20%の患者さんで肺の外に水が貯まり（胸水といいます）、咳や息切れが生じることがあります。また、血小板の働きを弱める作用もあるため、胃潰瘍など体内で出血のリスクがある場合には注意が必要です。

　タシグナは、肝臓や膵臓の検査値が異常を示したり、血糖値が上がることがあります。

　ボシュリフは、投与を開始してから1週間ほど下痢が続くことがめずらしくありません。

　使用する薬を決める際には、副作用の違いも考慮に入れることがあります。

　チロシンキナーゼ阻害薬は、全て非常に高価（グリベックは100mg 1錠約2,466円：平成28年6月時点）であるという問題もありますが、そ

の優れた治療効果から、原則的にはこれらの薬が最初に選択されます。

●チロシンキナーゼ阻害薬で完全に治りますか？

現時点では、チロシンキナーゼ阻害薬で根治するという証拠はなく、服用をやめてしまうと、せっかくの効果が消えて再燃してしまう可能性が高いと考えられています。

従って、原則的にはずっと飲み続けます。しかし、2010年に、一部の患者さんがグリベック中止後も分子学的完全効果を維持していることが報告されました。そこで、将来的には服用をやめられるのか、もしそうだとしたらどの時点でやめることができるのか、といった研究も行われています。

●薬が効かなくなったら？

薬がだんだん効かなくなってしまうことを、薬剤耐性と呼びます。それぞれのチロシンキナーゼ阻害薬についても、薬剤耐性が出てしまうことがあります。

最近、その仕組みについて、研究が進んできました。最も有名な耐性の仕組みは、BCR-ABL遺伝子の変化（遺伝子変異といいます）によるものです。チロシンキナーゼ阻害薬が抑える相手のBCR-ABL蛋白は、BCR-ABL遺伝子を元に産生されますので、遺伝子変異があると形が変化したBCR-ABL蛋白（変異蛋白）がつくられます。そのため、チロシンキナーゼ阻害薬がBCR-ABL蛋白に結合できなくなってしまうのです。

この場合、チロシンキナーゼ阻害薬の種類によって、結合力が大きく低下する変異蛋白の種類が異なることがあります。そのため、1つのチロシンキナーゼ阻害薬に対して薬剤耐性を示しても、他のチロシンキナーゼ阻害薬が有効であることがあります。また、薬剤耐性出現時に、実際にBCR-ABL遺伝子の変異を調べることもあります。

しかし、全てのチロシンキナーゼ阻害薬が無効の場合は、あらためて以下のような治療法が考慮されます。

2 造血幹細胞移植

　チロシンキナーゼ阻害薬はとても優れた薬ですが、現時点では根治が得られるという証拠はありません。現在のところ、治癒をもたらすことがわかっている治療法は同種造血幹細胞移植（他人からの移植）のみです。

　しかし、この治療法を選択するためには年齢の制限のほか、白血球の型（HLAといいます）が移植可能なレベルまで一致している提供血が見つかることが必要です。また、移植に伴う合併症の危険もあることから、造血幹細胞移植をするかどうかについては慎重に検討しなければなりません。

　今のところ、全てのチロシンキナーゼ阻害薬が無効の場合や、副作用で服用を続けることができないなどのときに造血幹細胞移植を考慮しています。

　造血幹細胞移植についての詳しい説明は39頁を参照してください。

3 インターフェロンα（スミフェロン、イントロン）

　グリベックが登場する前は、インターフェロン α（アルファ）製剤（商品名＝スミフェロン、イントロン）が、慢性期の患者さんに対する治療の中心でした。

　インターフェロンαでは、約20〜40％の患者さんでフィラデルフィア染色体陽性細胞数が減少する効果が見られました。しかし、発熱、風邪のような症状、うつ状態、間質性肺炎などの副作用で、続けられなくなる患者さんが約20％います。また、インターフェロンαは注射薬なので、長期間にわたり自分で注射を続けなければなりません。

　現在は、チロシンキナーゼ阻害薬が無効で造血幹細胞移植も年齢などの事情で行えない場合、チロシンキナーゼ阻害薬の服用を続けることが困難な場合、あるいは妊娠中でチロシンキナーゼ阻害薬による治療がで

きないときなどに使用されます。

急性期の治療法

　急性期の患者さんに対しては、グリベックあるいはスプリセルを、投与量を増やして使用します。また、急性白血病と同じように抗がん薬による化学療法を行うこともあります。

　化学療法を行う場合、白血病細胞が表面抗原検査（28頁参照）で骨髄性白血病の性質を示した場合には、一般的に急性骨髄性白血病に対する治療（キロサイド、ダウノマイシンなど、54頁参照）が試みられます。一方、表面抗原検査でリンパ性白血病の性質を示した場合には、急性リンパ性白血病に対する治療（エンドキサン、ダウノマイシン、オンコビンなど、78頁参照）が行われます。

　貧血や血小板の低下に対しては、輸血で対処します。

　造血幹細胞移植については、治療によって完全寛解（血液や骨髄の肉眼での検査レベルでは白血病細胞を認めない）が得られた場合は積極的に考慮します。寛解に至らない場合でも選択肢になりますが、慢性期での移植と比較すると治療成績が著しく劣るため、適応については慎重に検討する必要があります。

治療成績はどうでしょうか？

　グリベックによる慢性期の治療成績を図5（124頁）に示しました。慢性骨髄性白血病以外による死亡例を除外した場合、8年後の生存率は93％と極めて良好です。移行期あるいは急性期へと進む患者さんの割合も限られており、特にグリベック服用開始4年目以降になると、年に1％以下と報告されています。第二世代チロシンキナーゼ阻害薬も、極め

図5 グリベックによる慢性期の治療成績

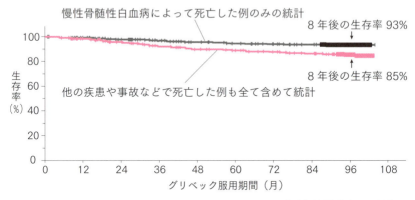

＊Deninger Mほか、2009年米国血液学会での報告より

て優れた長期治療成績を示すと考えられます。

　一方、インターフェロンαについては、6年後の生存率は60〜70%とグリベックと比べて低い数字になっています。しかし、細胞遺伝学的効果（117頁）が得られた場合には（インターフェロンα投与例の約20%）、6年後の生存率は約90%という報告があります。

　急性期については、化学療法ではなかなかよい治療成績が得られませんでした。しかし、スプリセルなど新薬の登場によって、治療成績は以前と比べて向上しているものと期待されます。

生活上の注意

A 慢性期

　慢性期では、日常生活全般についての制限はほとんどありません。旅行、スポーツを行うことも原則として問題ありません。ただし、チロシンキナーゼ阻害薬を服用している場合は、グレープフルーツの摂取を控

える必要があります。チロシンキナーゼ阻害薬の血中濃度が上昇し、作用が強まることがあるためです。

　どの治療法を行っている場合でも、服薬を忘れないようにすることと、定期的な血液検査を受けることが大切です。また、薬剤の副作用が疑われるような症状が現れた場合には、速やかに医療機関を受診する必要があります。

B 急性期

　急性期の場合、一般的に成熟した白血球や血小板の数が減少しています。従って、グリベックやスプリセルの服用などの外来治療を受けている場合は、感染症や出血の合併に気をつける必要があります。

　血液検査の結果が安定していれば、旅行をすることも可能です。

7 慢性リンパ性白血病

どのような病気でしょうか？

　慢性リンパ性白血病（CLL）は、リンパ球の中のB細胞が"がん"化して、血液中や骨髄で増える病気です。急性リンパ性白血病と違って、成熟したリンパ球が白血病細胞として増加します（図1）。

　他のタイプの白血病と同じく、染色体の異常を伴うことも珍しくありません。原因は詳しくはわかっていませんが、放射線や有機物の曝露、ウイルスなどとの関連は現時点では認められていません。

　欧米では白血病全体の30％を占めていますが、日本では白血病全体の数％しかなく、むしろ稀なタイプといえます。欧米の日系人における頻度も低いことから、人種の違いによる遺伝的要因があるのではないかと考えられています。

CLL（シーエルエル）＝Chronic Lymphocytic Leukemia

どのような症状が現れますか？

　"だるさ"がよく現れます。その他、発熱、体重減少、汗をかくなどの症状が出ることがあり、貧血を伴うと息切れ、動悸なども生じます。

　免疫力が低下しているため、肺炎、敗血症などの感染症を伴うこともあります。リンパ節や脾臓の腫れも認めます。

　しかし、これらの症状が全くない時期に、健康診断などをきっかけに診断されることもめずらしくありません。

図1 慢性リンパ性白血病発症のメカニズム

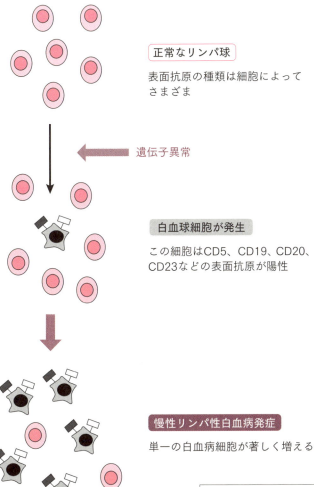

正常なリンパ球
表面抗原の種類は細胞によってさまざま

遺伝子異常

白血球細胞が発生
この細胞はCD5、CD19、CD20、CD23などの表面抗原が陽性

慢性リンパ性白血病発症
単一の白血病細胞が著しく増える

 慢性リンパ性白血病細胞
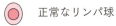 正常なリンパ球

検査結果

　血液検査（表1）で、成熟したリンパ球の著しい増加が見られるのが特徴です。また、一部の患者さんで貧血や血小板の減少を認めます。
　骨髄検査でも、リンパ球が細胞全体の30％以上を占めます。このリンパ球は、表面抗原と呼ばれる細胞表面の蛋白質の種類に特徴があります。従って、末梢血あるいは骨髄血を用いた表面抗原検査（28頁参照）の結果が診断の重要な根拠になります。
　一方、CT検査や超音波検査などで、肝臓、脾臓や身体の中のリンパ節の腫れが確認されることがあります（図2）。

一般的な治療方針

無治療～経過観察
　リンパ球の急速な増加がみられず、無症状の場合は、治療を行わずに慎重に経過を観察します。

化学療法
　発熱、体重減少、強いだるさが現れた場合や、貧血、血小板の低下、リンパ球の急速な増加、脾臓やリンパ節の腫れによる症状があるときには、抗がん薬による化学療法を行います（131頁、図3・4）。
　従来、化学療法は、病気の勢いをコントロールすることが目的でした。しかし、フルダラなどの有効な抗がん薬の登場により、通常の検査レベルでは異常を認めない「完全効果」を目指すことも可能となっています。
　また、最近イブルチニブ（商品名：イムブルビカ）という分子標的治療薬も登場し、再発・難治例を対象として承認されています。

慢性リンパ性白血病

表1 慢性リンパ性白血病の検査値例①

検査項目	基準値（正常範囲）	例：59歳男性	慢性リンパ性白血病
白血球数	3500〜9100/μl	113000/μl	↑↑
リンパ球	17〜58％	98.2％	↑↑↑
赤血球数	男　427万〜570万/μl 女　376万〜500万/μl	234万/μl	進行例では↓
ヘモグロビン数 （血色素数）	男　13.5〜17.6g/dl 女　11.3〜15.2g/dl	5.5g/dl	進行例では↓
血小板数	13.0万〜36.9万/μl	9.0万/μl	進行例では↓
LDH	109〜216mU/ml	714mU/ml	↑
可溶性IL-2受容体	63〜192μg/dl	40100μg/dl	↑
血清2ミクログロブリン	＜2μg/l	11.0μg/l	↑

※基準値は医療機関により若干変わります。

図2 慢性リンパ性白血病の検査値例②

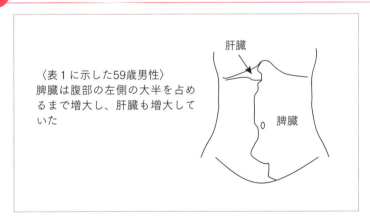

〈表1に示した59歳男性〉
脾臓は腹部の左側の大半を占めるまで増大し、肝臓も増大していた

リツキサン＋化学療法

　悪性リンパ腫に対して使用されている抗体医薬のリツキサン（168頁参照）は、抗がん薬との組み合わせで治療効果が増すと報告されています。慢性リンパ性白血病についても、フルダラあるいはフルダラとエンドキサンの組み合わせに、リツキサンを加えた治療法の効果が示されています。しかし、リツキサンについては、慢性リンパ性白血病に対して保険診療の適応となっていません。

アーゼラ

　アーゼラ（一般名＝オファツムマブ）は、リツキサンと同様に細胞表面のCD20という蛋白に結合する抗体医薬です。これは、再発・難治性の慢性リンパ性白血病に対して保険適応となっています。

マブキャンパス

　マブキャンパス（一般名＝アレムツズマブ）は、慢性リンパ性白血病細胞上に存在するCD52という蛋白に結合する抗体医薬です。フルダラなどの治療で効果がみられない患者さんや、再発したときなどに使用されます。この薬剤も保険が適応されます。

造血幹細胞移植

　慢性リンパ性白血病では、6・11・12・13・17番の染色体異常が多く見られます。17番染色体の一部が欠けていると、通常の化学療法では治療成績が悪いことが示されています。このような場合、造血幹細胞移植が考慮されます。また、通常の化学療法に対する反応性が悪い場合や、一度再発した後に再び治療反応が得られたときにも造血幹細胞移植が選択肢になります。

　しかし、造血幹細胞移植を行うには、その時点で病勢が落ち着いてい

図3 慢性リンパ性白血病で使われる抗がん薬

薬剤名 上段：商品名 下段：一般名	投与方法	備 考
エンドキサン（シクロホスファミド）	毎日1～4錠内服	病気の勢いのコントロールが目的
フルダラ（フルダラビン）	1日4錠～ 内服	身長と体重によって服用する薬の量が決められます

4週間
| 1 | 2 | 3 | 4 | 5 | ………28日 |

4週間
| 1 | 2 | 3 | 4 | 5 | ………28日 |

…

3～5日間、服用。4週間ごとに繰り返す

図4 慢性リンパ性白血病の化学療法の例

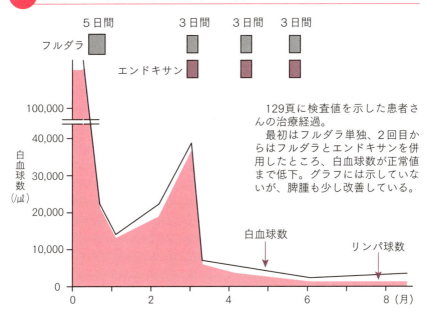

129頁に検査値を示した患者さんの治療経過。
　最初はフルダラ単独、2回目からはフルダラとエンドキサンを併用したところ、白血球数が正常値まで低下。グラフには示していないが、脾腫も少し改善している。

ることが前提になります。また、移植に伴う合併症の危険もあることから、造血幹細胞移植をするかどうかについては慎重に検討しなければなりません。

造血幹細胞移植についての詳しい説明は39頁を参照してください。

その他

慢性リンパ性白血病は免疫力の低下を伴うため、感染症を繰り返す例があります。このような場合には、抗生剤の予防的な服薬を行います。

化学療法の副作用と対策

使われる抗がん薬によって、特徴的な副作用があります。

フルダラやロイスタチン（一般名＝クラドリビン）の場合、白血球数が緩やかに低下し、1ヵ月以上低い値が続く場合もあります。この間は、特に感染症を起こす危険性があるため、程度によっては飲み薬の抗生剤や抗真菌（かび）薬を予防的に服用することがあります。

経口抗がん薬のエンドキサンも含めて、吐き気、食欲不振、だるさ、脱毛などの副作用は多くありません。

治療成績はどうでしょうか？

一般に、病気の進行は緩やかな場合が多いのですが、なかには急速に進行する例もあります。現時点では、診断された時点で病気がどれほど進行していたかによって、その後の生存率が大きく異なっています。

改訂Rai（ライ）分類と呼ばれる慢性リンパ性白血病の代表的な分類では、診断時の検査の結果や症状の程度によりグループ分けします。図5にそれぞれのグループの平均的生存期間を示しました。

図5 慢性リンパ性白血病の改訂Rai分類と平均的生存期間

病期	基準	頻度	平均的な生存期間
低危険度	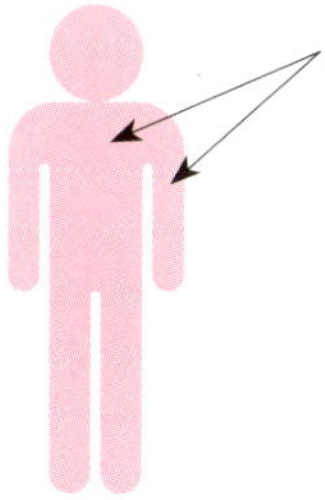 血液かつ骨髄でのリンパ球増加のみ	30%	10年以上
中間危険度	リンパ節の腫れあるいはリンパ節と肝臓ないし脾臓の腫れ／血液かつ骨髄でリンパ球増加 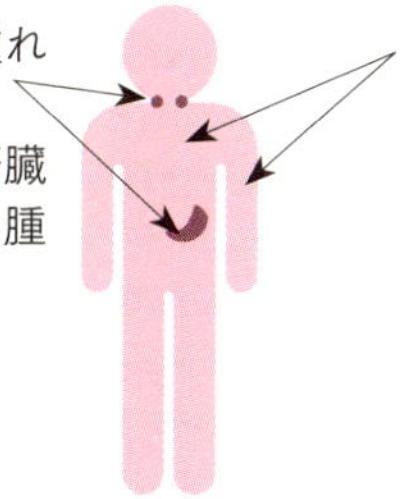	60%	7年
高危険度	貧血あるいは血小板減少／血液かつ骨髄でリンパ球増加 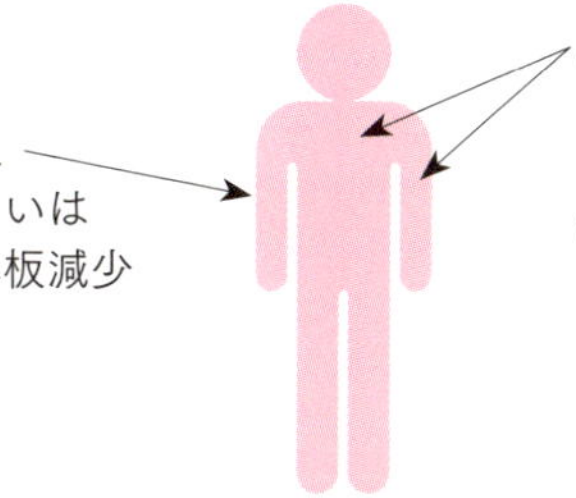	10%	1.5〜3年

中間・高危険度についても、新薬や造血幹細胞移植による治療成績の向上が期待されています。

進行例の治療成績はよくありませんが、現在はフルダラが広く使用されるようになり、マブキャンパスなどの新しい薬の登場に加えて造血幹細胞移植も進歩しています。従って、治療成績は今後大きく改善することが期待されています。

　一方、症状が顕著でない場合には無治療でも長期生存が期待できます。

生活上の注意

　感染症を繰り返す例や、化学療法により白血球数が著しく低下している例では、病院の指示に従って感染予防をします。無症状の場合は、特に仕事、食事、旅行など日常生活の制限はありません。

血液細胞の分化と造血因子-2

　血液細胞の分化、増殖には、造血因子と呼ばれる蛋白質（エリスロポエチン、G-CSF、トロンボポエチンなど）が重要な働きをしています。

　エリスロポエチンは、主に赤血球の産生を促すことから貧血の治療薬としても使われ、現在、骨髄異形成症候群に伴う貧血と慢性腎臓病による貧血（腎性貧血）に対して保険が適応されています。また、血液中のエリスロポエチン濃度は、真性赤血球増加症など赤血球が増加する疾患を見分ける際に参考になります（139頁参照）。

　顆粒球コロニー刺激因子（G-CSF）は、主に好中球の分化、増殖に影響を与えます。G-CSFも製剤として開発されており、化学療法による高度の好中球減少を認める場合に投与が考慮されます。特に、リンパ系腫瘍の場合は積極的に使われる傾向にあります。また、造血幹細胞を骨髄から末梢血に動員する作用も併せもっています。そのため、自家造血幹細胞移植において、末梢血から造血幹細胞を採取する際に前処置としても投与されます。

　一方、トロンボポエチンは治療薬としては使われません。

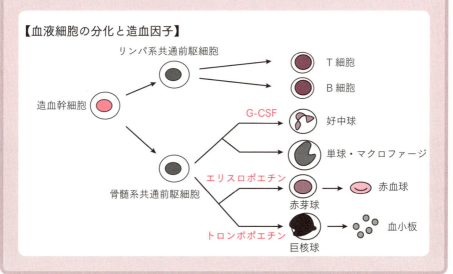

【血液細胞の分化と造血因子】

8 慢性骨髄増殖性腫瘍

どのような疾患が含まれますか？

　慢性骨髄増殖性腫瘍（CMPN）は、骨髄で全ての血液細胞のもとになる細胞（造血幹細胞）が"がん"化した結果、発生する病気です。急性白血病のように幼弱な血液細胞（白血病細胞）だけが増えるのではなく、成熟した形の血液細胞が増殖する点が特徴です。

　世界保健機関（WHO）では、図1にあげたように8種類の病気を慢性骨髄増殖性腫瘍として分類しています。この中の慢性骨髄性白血病については別に章をもうけましたので、110頁を参照してください。

　いずれも慢性の経過をとることが多い病気ですが、ときに幼弱な血液細胞（白血病細胞）が増加する急性期へと病気が進展することもあります。

　　　　＊CMPN（シーエムピーエヌ）＝Chronic Myeloproliferative Neoplasms

JAK2遺伝子の異常

　慢性骨髄増殖性腫瘍の原因については長らく不明でした。しかし、平成17年にJAK2と呼ばれる遺伝子の異常（図2）が、真性赤血球増加症のほぼ全例、原発性骨髄線維症と本態性血小板血症のそれぞれ50％の患者さんから発見されました。JAK2は細胞の増殖に関連しているので、この異常が腫瘍細胞の増殖をきたす原因の1つと考えられています。さらに、炎症を起こす物質（炎症性サイトカインといいます）の量も増えます。

　JAK2遺伝子の異常は親から伝わるものではなく、子孫への影響もあ

慢性骨髄増殖性腫瘍

図1 慢性骨髄増殖性腫瘍の分類

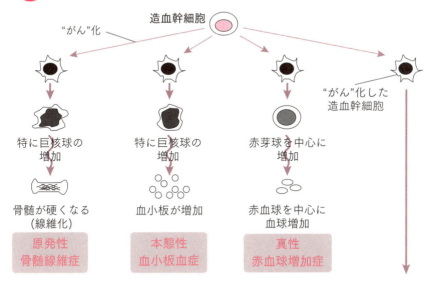

〈その他の慢性骨髄増殖性腫瘍〉
・慢性骨髄性白血病（110頁参照）　・慢性好中球性白血病
・慢性好酸球性白血病　　　　　　・分類不能型
　　　　　　　　　　　　　　　　・肥満細胞症

図2 JAK2遺伝子の異常

正常な血液細胞　　　　　　　慢性骨髄増殖性腫瘍

刺激を感じる"受容体"　刺激　→　受容体が活性化　JAK2が活性化　細胞表面　JAK2　異常JAK2が常に活性化

増殖を促す信号

細胞外から刺激を受けると、受容体とJAK2が活性化して、増殖信号を伝える

細胞外からの刺激がない状態でも異常JAK2が活性化しており、増殖信号を伝える

りません。また、この病気については、JAK2遺伝子の異常以外のさまざまな要因も関与していると考えられています。

それでは、代表的な病気について説明いたします。

真性赤血球増加症（しんせいせっけっきゅうぞうかしょう）

赤血球の増加が中心の病気です

　造血幹細胞が"がん"化した結果、赤血球、白血球および血小板の全てが増加しますが、特に赤血球の増加が目立ちます。

　JAK2遺伝子の異常がほぼ全例で認められており、この病気の発症に重要な役割を果たしていると考えられています。

どのような症状が現れますか？

　赤血球の増加により、赤ら顔になりやすくなります。血液の粘度が高まることで、頭痛、めまい、耳鳴りを生じることがあります。

　脳梗塞、心筋梗塞、深部静脈血栓症など重い血栓症を起こすこともあります。

　血液中のヒスタミンが増えるため、入浴後の掻痒感（そうよう）（かゆみ）や消化性潰瘍の合併が見られます。しばしば脾臓の腫れ（脾腫（ひ））を認めます。

　しかし、これらの症状が全くなく、健康診断などで赤血球の増加を指摘されて診断されることもよくあります。

表1 血液検査の基準値と真性赤血球増加症の検査値例

検査項目	基準値（正常範囲）	例：60歳男性	例：67歳女性
白血球数	3500〜9100/μℓ	12100/μℓ	19000/μℓ
赤血球数	男　427万〜570万/μℓ 女　376万〜500万/μℓ	660万/μℓ	676万/μℓ
ヘモグロビン数 （血色素数）	男　13.5〜17.6g/dℓ 女　11.3〜15.2g/dℓ	23.7g/dℓ	20.8g/dℓ
血小板数	13.0万〜36.9万/μℓ	67.2万/μℓ	51.6万/μℓ
循環赤血球量	男　25〜35mℓ/kg 女　20〜30mℓ/kg	38mℓ/kg	34mℓ/kg
血中エリスロポエチン	8〜36mU/mℓ	18.6mU/mℓ	12mU/mℓ
ビタミンB$_{12}$	257〜989pg/mℓ	2998pg/mℓ	3386pg/mℓ
好中球アルカリ ホスファターゼ	156〜271	336	277

※基準値は医療機関により若干変わります。

必要な検査は？

血液検査

血液検査（表1）では、赤血球、白血球および血小板の全てが増加し、正常では認められない芽球（がきゅう）などの幼弱な血液細胞が出現します。

慢性骨髄性白血病と異なって、好中球アルカリホスファターゼ活性は増加することのほうが多いです。また、血液中のエリスロポエチン濃度は低い値を示します。

この病気を疑ったときには、JAK2遺伝子の異常の有無についても調べます。

骨髄検査

骨髄検査も、他の病気と正確に区別するために大切な検査です。骨髄

像では細胞数の増加、特に赤芽球（幼弱な赤血球）および巨核球（血小板の母体となる細胞）の増生が目立ちますが、慢性骨髄性白血病に特徴的なフィラデルフィア染色体は認めません。

どのような治療を行いますか？

瀉血
　増加した赤血球の量を低下させ、血栓症の危険性を下げる目的で、瀉血（血液を献血のときと同様の方法で抜く治療）を行います（図3）。
　瀉血は、抗がん薬で見られる副作用がないのが利点ですが、血液を抜くことで循環器系に一時的に負担が生じることがあります。従って、ある程度の年齢（70歳）以上の人や、心臓などの循環器系に疾患がある人に対しては、少なめに瀉血します。

抗がん薬（化学療法）
　高齢者（主に70歳以上）の場合は、ハイドレア（一般名＝ヒドロキシカルバミド）という飲み薬の抗がん薬を服用して血液細胞の数をコントロールすることもあります。
　この薬を服用する際は、肝障害や皮膚障害（脚下部の皮膚潰瘍など）などの副作用に注意します。また、将来的にがんを誘発する危険性が否定できないため、若い人への使用は控える傾向にあります。しかし、若年者でも血栓症のリスクが高い場合、頻回に瀉血を必要とする場合、あるいは脾臓の腫れや血小板増加が進行する例では使用が考慮されます。催奇形性のリスクから、妊娠中の人に対しては使用が控えられます。

JAK阻害薬
　ジャカビ（一般名＝ルキソリチニブ）はJAK2の働きを抑える新しい

図3 真性赤血球増加症の治療法

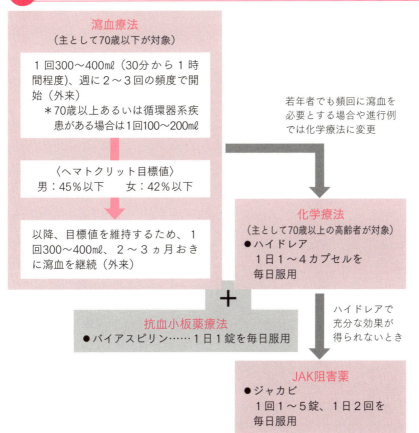

　薬で、たいへん高い有効率が示されています。血球数の改善のほかに脾腫の改善も期待されます。一方で、血球数が低くなりすぎたり、下痢やむくみなどの副作用が生じることがあります。

　現在は、ハイドレアで充分な効果が得られない、あるいは若い人などハイドレアが使用しにくい状況にある場合に選択されます。妊娠中は服用できません。

インターフェロンα(アルファ)製剤

若い人や妊娠中の人（その予定がある人）など、ハイドレアが使用しにくい場合、インターフェロンαも選択肢になります。しかし、発熱、風邪のような症状、うつ状態、間質性肺炎などの副作用が生じることがあります。また、現時点でインターフェロンα製剤は真性赤血球増加症に対して保険診療の適応になっていません。

抗血小板療法

また、血栓症の合併を予防するため、抗血小板薬（バイアスピリン）による抗血小板療法も行います。

真性赤血球増加症以外に赤血球が増える疾患

血液検査で、赤血球数やヘモグロビン値が増加している場合には、真に赤血球が増えている場合（絶対的赤血球増加症）と、見かけ上増えているように見えるだけのとき（相対的赤血球増加）があります。

真の赤血球増加は真性赤血球増加症のほかに、心疾患や肺疾患による低酸素血症あるいは過度の喫煙によっても起こります。また、特殊な場合には、赤血球を増やすホルモン（エリスロポエチン）を産生するがんが原因となることもあります。真性赤血球増加症以外の原因では、いずれも血液中のエリスロポエチン量が増加しています。

一方、見かけ上の赤血球増加は、脱水によって血液が濃縮した場合のほかに、ストレス性多血症と呼ばれるものがあります。これは、肥満体型で多忙なヘビースモーカーの中年男性に多く見られますが、どうして検査上、赤血球が増加するように見えるのかは不明です。

骨髄線維症へと変化することがあります

　真性赤血球増加症では、骨髄で盛んに血液細胞がつくられる時期が続いた後に、骨髄が硬く変化し（骨髄線維化といいます）、次項で述べる骨髄線維症に移行することがあります。この状態を消耗期と呼ぶこともあります。この場合は逆に貧血や血小板の減少が見られるようになり、輸血が必要になることもあります。また、著しい脾臓の腫大が生じます。
　異常なJAK2遺伝子の量（アレルバーデン値といいます）が多いほうが、骨髄線維症への移行のリスクが高くなるともいわれています。

注意することは？

　最も注意すべき合併症は血栓症です。血栓症を予防するために、治療薬を正確に服用することと、脱水にならないように充分に水分をとることが大切です。高血圧症、糖尿病、脂質異常症、肥満などは血栓症のリスクを上げますので、それぞれきちんと治療することが肝心です。喫煙者は禁煙します。
　また、急性骨髄性白血病をはじめとする悪性腫瘍の合併も見られるので、定期的な検査を受けるようにしましょう。

治療成績はどうでしょうか？

　真性赤血球増加症の予後に最も影響する合併症は血栓症で、ついで急性骨髄性白血病や骨髄線維症への移行、および他のがんの合併が問題となります。血栓症の危険性は、年齢とともに上がる傾向にあります。一方、骨髄線維症への移行は10〜15％、急性骨髄性白血病への移行は数％の患者さんに見られます。

また、異常JAK２遺伝子の量（アレルバーデン値）が、血栓症や骨髄線維症への移行リスクと関連しているといわれています。しかし、現時点では一部の施設でしか測定は行われていません。
　治療をしない場合の平均生存期間は１〜２年程度ですが、きちんと治療を続けた場合の平均生存期間は10年以上といわれています。

図4 原発性骨髄線維症発症の流れ

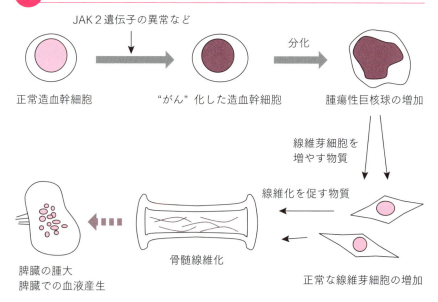

原発性骨髄線維症

骨髄が硬く変化する病気です

　50歳以上で発症することが多い病気です。全ての血液細胞のもとになる造血幹細胞の"がん"化が原因ですが、特に、腫瘍性の巨核球の増加が重要です（図4）。

　この腫瘍細胞が線維芽細胞と呼ばれる細胞を増やす物質を分泌し、増えた線維芽細胞が骨髄を線維化するいろいろな物質を産生します。その結果、骨髄が硬く変化（骨髄線維化といいます）してしまい、血液は主に脾臓でつくられるようになります。

　真性赤血球増加症と同じJAK2遺伝子の異常（137頁、図2）が、約40％の患者さんで認められ、この病気の発症についても重要な役割を果たしていると考えられています。

どのような症状が現れますか？

　貧血が強い場合には、だるさ、息切れ、動悸などの症状が現れます。また、脾臓の腫大（大きくなること）によるお腹の張りを感じることもあります。しかし、全く自覚症状がなく、健康診断などで診断される場合も多くあります。

必要な検査は？

血液検査

　血液検査（146頁、表2）では、病気が進行してくると軽度から中等度の貧血を認めます。白血球は、多くの場合にいくぶん増加しますが、

表2 血液検査の基準値と原発性骨髄線維症の検査値例

検査項目	基準値（正常範囲）	例：75歳男性	例：57歳女性
白血球数	3500〜9100/μℓ	29100/μℓ	38400/μℓ
芽球	（−）	1.4%	1%
赤血球数	男　427万〜570万/μℓ 女　376万〜500万/μℓ	706万/μℓ	340万/μℓ
ヘモグロビン数 （血色素数）	男　13.5〜17.6g/dℓ 女　11.3〜15.2g/dℓ	18.6g/dℓ	10.0g/dℓ
赤芽球	（−）	出現	出現
血小板数	13.0万〜36.9万/μℓ	67.5万/μℓ	11.3万/μℓ
巨大血小板	（−）	出現	出現
LDH	109〜216mU/mℓ	730mU/mℓ	970mU/mℓ
好中球アルカリ ホスファターゼ	156〜271	285	181

※基準値は医療機関により若干変わります。

逆に減少していることもあります。脾臓での造血のため、血液に幼弱な白血球や赤芽球が見られます（白赤芽球症（はくせきがきゅうしょう））。また、赤血球や血小板の形の異常も目立ちます。

慢性骨髄性白血病で低下する好中球アルカリホスファターゼ活性は、正常範囲あるいは増加することのほうが多いです。

JAK2遺伝子の異常の有無についても調べます。

骨髄検査・骨髄生検

確定診断のためには骨髄検査を必要としますが、骨髄が硬く変化しているために通常の骨髄穿刺（せんし）では骨髄血をうまく採取できません。従って、多くの場合、骨髄穿刺よりもやや太い針を用いて骨髄組織をとる骨髄生検という方法が必要となります（24頁参照）。

表3 原発性骨髄線維症の治療法

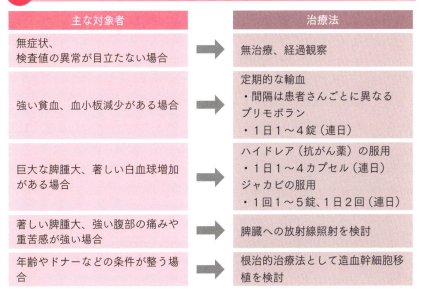

どのような治療を行いますか？

　表3に示したように、まず、症状がなく、貧血などの検査値の異常が目立たない場合は、何も治療せずに慎重に経過を見ます。

　一方、強い貧血あるいは血小板の減少を認める場合には、定期的な輸血を行います。蛋白同化ホルモン剤（プリモボラン）は、本来、再生不良性貧血に対して使われている薬ですが、原発性骨髄線維症における貧血に対しても効果のある場合があります。

　また、巨大な脾腫大あるいは著しい白血球増加が見られるときには、抗がん薬のハイドレアあるいはJAK阻害薬のジャカビ（140頁参照）を服用し、貧血や血小板の低下の様子を見ながら服薬量を調節します。

　ジャカビの投与により約40％の患者さんで脾腫や発熱などの症状の改

善が見られています。また、生存率が向上するというデータも発表されています。興味深いことに、JAK2遺伝子の異常を伴っていない場合でもジャカビの効果が示されています。一方で、血球数が低くなりすぎたり、下痢やむくみなどの副作用が生じることがあります。また、非常に高価な薬（5 mg 1 錠約3,707円：平成28年 6 月時点）でもあります。

　著しい脾腫大には、脾臓への放射線照射も 1 つの選択になります。しかし、一般的に放射線照射の効果は一時的で、貧血などが進む可能性もあります。

　年齢や造血幹細胞提供者（ドナー）などの条件が整えば、根治的治療法として造血幹細胞移植を積極的に検討します。造血幹細胞移植についての詳しい説明は39頁を参照してください。

図5　原発性骨髄線維症の生存率

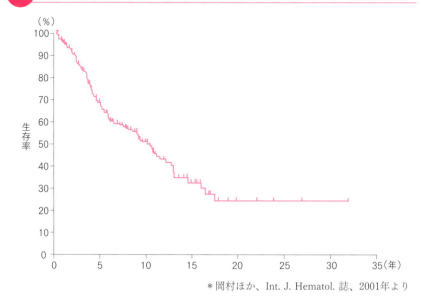

＊岡村ほか、Int. J. Hematol. 誌、2001年より

注意することは？

　感染症の合併や出血症状に気をつけます。脾臓が腫れているときは腹部を圧迫しないようにします。

　10〜20％の患者さんが、経過中に急性白血病に似た急性期へ移行するといわれているため、定期的な検査を受けるようにします。

治療成績はどうでしょうか？

　重症感染症や出血の合併、あるいは急性期への進展が予後に影響します。また、輸血を頻回に必要とする場合は、鉄の蓄積による内臓障害が問題になることがあります。

　欧米では平均生存期間が5年以下といわれていますが、国内では図5に示したように、約半数の患者さんが10年以上生存しているというデータも示されています。その後、JAK阻害薬の登場や造血幹細胞移植の応用がすすめられたことによって、治療成績がさらに向上しているものと期待されます。

本態性血小板血症

血小板が増える病気です

　この病気も、全ての血液細胞のもとになる造血幹細胞の"がん"化が原因ですが、特に血小板が著しく増えることが特徴です。

　前述した真性赤血球増加症や原発性骨髄線維症と同様に、JAK2遺伝子の異常（137頁、図2）が約50％の患者さんで認められます。

どのような症状でしょうか？

　血小板が増えるため、一過性の脳虚血発作や、指の先端が赤く腫れる肢端紅痛症などの血栓症状が現れることがあります。また逆に、皮下出血や鼻出血などの出血症状が現れることがあります。

　一方、無症状の患者さんも大勢います。

他に血小板が増える疾患は？

　血小板の増加は、本態性血小板血症以外にもさまざまな原因によって起こります。これらを反応性の血小板増加と呼びます。従って、本態性血小板血症と診断するためには、反応性の血小板増加をきたす明らかな原因が存在しないことが重要です。

　一般的に、本態性血小板血症では血小板数が100万/μℓ以上に増加することもまれではありませんが、反応性の血小板増加のときは100万/μℓ以上に増えることは滅多にありません。

慢性骨髄増殖性腫瘍

表4 血液検査の基準値と本態性血小板血症の検査値例

検査項目	基準値（正常範囲）	例：71歳男性	例：44歳女性
白血球数	3500〜9100/μℓ	8100/μℓ	9600/μℓ
赤血球数	男　427万〜570万/μℓ 女　376万〜500万/μℓ	499万/μℓ	484万/μℓ
ヘモグロビン数 （血色素数）	男　13.5〜17.6g/dℓ 女　11.3〜15.2g/dℓ	14.9g/dℓ	15.0g/dℓ
血小板数	13.0万〜36.9万/μℓ	112.6万/μℓ	90.3万/μℓ
LDH	109〜216mU/mℓ	250mU/mℓ	240mU/mℓ

※基準値は医療機関により若干変わります。

検査

　血液検査（表4）で、血小板の著しい増加を認めます。半数以上の患者さんでは白血球数も増えます。
　骨髄検査では、巨核球（血小板の母体となる細胞）の著明な増加が特徴です。また、この病気を疑った場合には、JAK2遺伝子の異常の有無についても調べます。

治療は抗血小板薬を服用します

　血栓症の予防のために、抗血小板薬のバイアスピリンの服用による抗血小板療法を行いますが、若い人で血栓症を起こす危険度が低い場合（糖尿病、高血圧症、肥満、脂質異常症などがない）は、無治療で経過を見ることもあります。また、血小板数が著しく多い場合は、逆に出血しやすくなるため、バイアスピリンを単独で投与することは控えます。
　血栓症のリスクが高い患者さんや、血小板数が著しく多い（100万〜150万/μℓ以上）場合、血小板数そのものを下げる目的で飲み薬の抗が

ん薬のハイドレアを服用することがあります。その場合は、おおよそ血小板数が40～60万/μL程度になるように服薬量を調節します。しかし、この薬は将来的にがんを誘発する危険性もあるため、若い人への使用は控える傾向にあります。

　最近、アグリリン（一般名：アナグレリド）という新薬が登場しました。ハイドレアによる効果が充分ではない場合や、ハイドレアが使いにくいときに選択肢になります。副作用として、動悸や不整脈など心臓への影響に気をつける必要があります。その他、頭痛や下痢、むくみなどが生じることがあります。

治療成績はどうでしょうか？

　血栓症や重い出血の合併が予後に影響することがありますが、ほとんどの患者さんは合併症を起こさずに、生存期間が短縮することなく経過するといわれています。

　急性白血病に似た急性期へと移行する例は5％以下、骨髄線維症への移行は1％以下といわれています。

第3章

悪性リンパ腫の基礎知識

悪性リンパ腫とは

　悪性リンパ腫は、身体のリンパ組織と呼ばれるところから発生する悪性腫瘍です。リンパ組織には、全身に分布するリンパ節のほかにリンパ管、胸腺、脾臓、扁桃、それから骨髄までが含まれます。

　"がん"化したリンパ球は、病気の進展とともにリンパ組織だけでなく全身の臓器へも拡がっていきます（図1）。

図1　リンパ球の"がん"化と悪性リンパ腫の発症

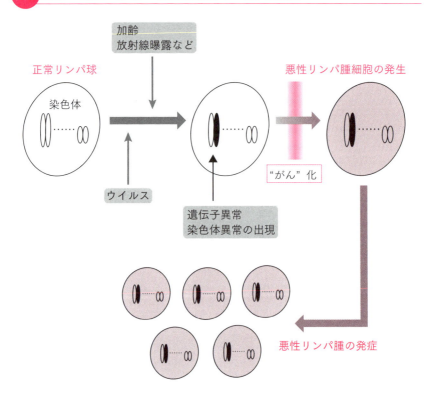

悪性リンパ腫の原因・要因、危険因子

遺伝子の異常

　悪性リンパ腫では多くの場合、明らかな原因はわかっていません。しかし、悪性リンパ腫細胞では、少なからず染色体（細胞の中にあって遺伝子がのっているヒモのようなもの）の異常が見つかっているので、染色体異常に伴った遺伝子の異常が発症に深く関わっていると考えられています。

　遺伝子異常をきたす原因としては、加齢、慢性の炎症、放射線の曝露などが関連しているともいわれていますが、はっきりとしたことはわかっていません。

ウイルス

　一方、成人T細胞白血病・リンパ腫では、HTLV-1というウイルスが原因であることがはっきりしており、人から人へと感染することがあります。成人T細胞白血病・リンパ腫については、別に章を設けて説明しています（220頁）。

　また、バーキットリンパ腫や後天性免疫不全症候群（エイズ）に合併した悪性リンパ腫などでは、EBウイルスの関与が示されています。

　その他、ピロリ菌（ヘリコバクター・ピロリ：胃潰瘍や胃がんなどの原因になる菌として知られています）による慢性胃炎は、胃のMALTリンパ腫が発生する母地になっていると考えられます。

　全ての悪性リンパ腫において、現在のところ親から子へ遺伝するという証拠はありません。

非ホジキンリンパ腫とホジキンリンパ腫

　悪性リンパ腫と診断するためには、腫れている組織（ほとんどの場合はリンパ節）の病理検査の結果が大変重要です。その病理検査の結果により、大きく非ホジキンリンパ腫とホジキンリンパ腫とに分けられます（図２）。非ホジキンリンパ腫とホジキンリンパ腫とでは、治療方針も治癒率も異なります。

　非ホジキンリンパ腫については、さらに細かく分類されますが、タイプの違いによって治療薬の選択も異なってくるので、この分類は非常に重要なものです。詳しくは非ホジキンリンパ腫の章（180頁）を参照してください。

図2　非ホジキンリンパ腫とホジキンリンパ腫

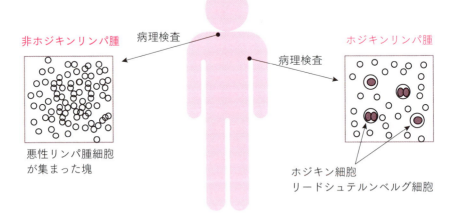

非ホジキンリンパ腫とホジキンリンパ腫は、リンパ節などからの病理検査の結果により区別される。リンパ腫組織の形や細胞の性質により、それぞれ、さらに細かく分類される。

悪性リンパ腫の発症率・生存期間（予後）

発症率

　国内で１年間に悪性リンパ腫を新たに発症する人（罹患率、図３）は、10万人あたり男性が22人、女性が16人（2010年）ですが、その数はだんだん増加してくる傾向にあります。高齢者が増加している影響もあるかと思いますが、1970年代以降の年齢調整罹患率（人口の高齢化の影響を除いた罹患率）を見ても、男女とも明らかに増加傾向にあります。

　日本人の場合、悪性リンパ腫全体の90％以上が非ホジキンリンパ腫であり、ホジキンリンパ腫は５〜10％にすぎません。非ホジキンリンパ腫の中では、びまん性大細胞型Ｂ細胞リンパ腫と呼ばれるタイプが30〜40％と多くを占めています。

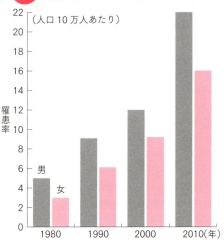

図3 悪性リンパ腫の罹患率の推移

生存期間（予後）

　悪性リンパ腫の治療成績、予後はホジキンリンパ腫、非ホジキンリンパ腫とで異なり、また非ホジキンリンパ腫の中でもタイプによって変わってきます。さらに、同じタイプでも、患者さんの年齢や内臓機能を含めた身体の状態、病変部の拡がり具合などによって予後は影響されます。

具体的な治療成績については、非ホジキンリンパ腫、ホジキンリンパ腫のそれぞれの項を参照してください。

悪性リンパ腫の症状

リンパ節の腫れ

悪性リンパ腫の症状は、病気の発生した場所やタイプによりさまざまですが、リンパ節の腫れが最も重要といえます（図４）。

特に頸部（首）、腋の下、足の付け根の部分が、リンパ節の腫れに直接触れ、確認できる場所です。

悪性リンパ腫では、一般的に腫れているリンパ節を圧しても痛みのない場合が多いのですが、急に腫れが大きくなったときなどは痛みを伴うこともあります。一方、胸やお腹の中のリンパ節のみが腫れているため、外からはリンパ節に触れることができないときもあります。

また、脾臓やお腹の中のリンパ組織が大きく腫れると、お腹の張りを感じますし、胃腸から発生した場合には腹痛、吐き気、血便などの胃腸症状がはじめに現れます。

その他

原因不明の発熱、体重の減少、寝汗などが生じることがありますが、これらの症状は必ずしも現れるわけではありません。特に濾胞性リンパ腫などは、長い年月にわたってゆっくりと進行するため自覚症状が出にくく、多くの場合は腫瘤がかなり大きくなってから診断されます。

赤血球の減少があるときには、息切れ、動悸、だるさなどの貧血症状が現れます。

図4 悪性リンパ腫の症状〜リンパ節の腫れ

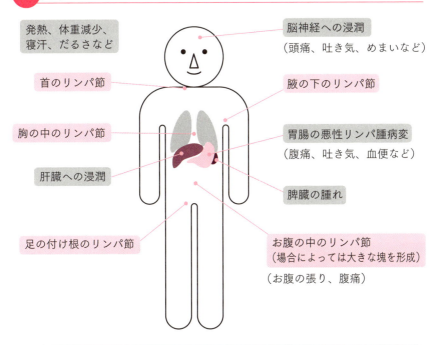

他にリンパ節が腫れる病気は？

　リンパ節が腫れる病気は、悪性リンパ腫だけではありません。日常よく経験するのは、細菌やウイルスなどの感染症による腫れです。

　頸部のリンパ節が腫れる亜急性壊死性リンパ節炎は、比較的若い女性に多いという特徴があります。実際、30歳以下の若い人で見られるリンパ節の腫れの場合は、80%はこのような良性のものであるといわれています。これらは腫れているリンパ節を圧すと痛いことが多いようです。

　また、後で述べるように、超音波検査では悪性リンパ腫と違って平べったい形のリンパ節の腫れが見られます。

　一方、他の部位に発生したがんのリンパ節転移では、多くの場合、硬くがっちりとした腫れで圧痛がありません。

悪性リンパ腫の検査・診断

　悪性リンパ腫の診断は、下の図5のように血液検査・超音波検査・CT検査から始まり、リンパ節生検で確定診断をします。生検で確定診断がつくと、次に骨髄検査、PET検査などによって、病気がどこまで拡がっているのかを明らかにしていきます。
　では、血液検査から見ていきましょう。

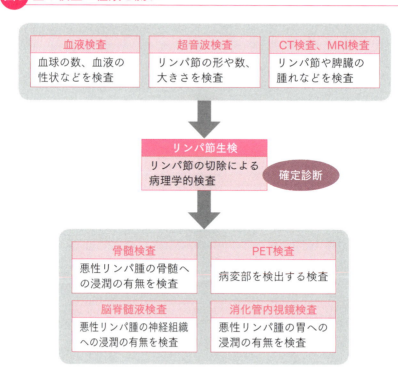

図5 主な検査の種類と流れ

血液検査

　悪性リンパ腫では、貧血がたびたび起こります。さらに、悪性リンパ腫の細胞が骨髄を冒しているときは、血小板減少を認めたり、腫瘍細胞が血液中に流れ出てきたり（白血化）することがあります（表1）。
　その他、血液中のLDH（乳酸脱水素酵素）や、可溶性IL-2受容体という検査値が上昇することがあり、治療効果を判断する際に参考にされることもあります。しかし、血液検査のみで悪性リンパ腫の診断をつけることはできません。

超音波検査

　腫れているリンパ節の形や数、大きさを判断する目的で行われます。一般的に、悪性リンパ腫のリンパ節は球状に腫れている場合が多く、一

表1　血液検査の基準値と悪性リンパ腫による変化

検査項目	基準値（正常範囲）	例：59歳男性	悪性リンパ腫
白血球数	3500〜9100/μℓ	6800/μℓ	多くは正常
赤血球数	男　427万〜570万/μℓ 女　376万〜500万/μℓ	396万/μℓ	正常ないし↓
ヘモグロビン数 （血色素数）	男　13.5〜17.6g/dℓ 女　11.3〜15.2g/dℓ	11.9g/dℓ	正常ないし↓
血小板数	13.0万〜36.9万/μℓ	20.1万/μℓ	多くは正常
LDH	109〜216mU/mℓ	406mU/mℓ	↑
可溶性IL-2受容体	63〜192μg/dℓ	3802μg/dℓ	↑
フェリチン	3.0〜59.4ng/mℓ	76.6ng/mℓ	正常ないし↑

＊この例では、軽度の貧血が認められたほか、LDH、可溶性IL-2受容体、フェリチンが増加していた。貧血が見られない場合も多くある。

※基準値は医療機関により若干変わります。

方、感染症などのときは平べったい本来のリンパ節の形のまま大きくなります（図6）。

　超音波検査で、悪性リンパ腫など腫瘍性の可能性があると判断されると、リンパ節に針を刺して細胞をとり、顕微鏡で細胞の形を確認する細胞診という検査を行うことがあります。この検査でも、悪性リンパ腫であるかどうかのおおよその判断はできますが、正確な診断やタイプの分類を行うためには、リンパ節生検を行わなければなりません。

　また、超音波検査は、肝臓や脾臓、お腹の中のリンパ節の腫れを調べる際にも行われます。

CT検査、MRI検査

　CT検査では、身体の中のリンパ節や脾臓の腫れなどを評価します（図7）。通常は造影剤という薬を使用して行います。

　また、磁気の力を使うMRI検査を行って、CTと同じように身体の中を調べることもあります。

リンパ節生検

　悪性リンパ腫の診断に最も重要な検査は、実際に腫れているリンパ節を外科的に切除し（生検といいます）、病理所見を調べることです。この病理検査によって、悪性リンパ腫であるかどうかの確定診断が得られます（図8）。

　また、病理組織の形態、細胞表面の蛋白質（表面抗原といいます）のパターンおよび染色体異常の有無などから各タイプが決定されます。

　生検は、どのリンパ節で行っても構わないのですが、できれば足の付け根よりは頸部のリンパ節のほうが正確な診断に結びつくといわれてい

悪性リンパ腫の基礎知識

図6 超音波検査の所見例

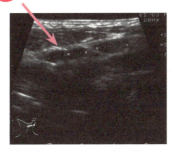
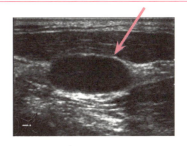

感染症によるリンパ節の腫れ
(平べったい形が維持されている)

悪性リンパ腫のリンパ節の腫れ
(球状に腫れている)

図7 CT検査の所見例

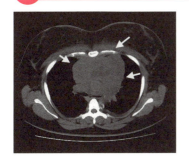

- 胸部のCT写真。大きな悪性リンパ腫の腫瘤が認められる（矢印の部分）。

図8 リンパ節生検の所見例

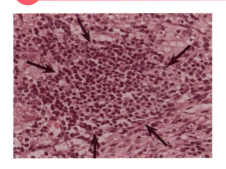

- 異常なリンパ系細胞が塊状に増殖している（末梢性T細胞リンパ腫の患者さんのリンパ節生検より）。
- 悪性リンパ腫の診断は、このような病理所見により確定される。さらに、染色体や表面抗原の結果なども追加して最終的なタイプが決定される。

ます。生検するリンパ節の場所や大きさによっては、全身麻酔で行われます。

以上により悪性リンパ腫の診断がつくと、どこまで病気が拡がっているのかを明らかにするために、以下の検査を行います。

骨髄検査

悪性リンパ腫の細胞が骨髄に浸潤(しんじゅん)しているか否かについて調べます。細胞の形だけでなく、染色体異常の有無や表面抗原のパターンも参考にして浸潤の有無を判断します。

PET

悪性リンパ腫の細胞は、多くの場合に他のがん細胞と同じように、ブドウ糖をたくさん取り込む性質があります。

PET(ペット)検査は、悪性リンパ腫細胞のこの性質を利用して、ブドウ糖と似た構造をもつFDGという薬を体内に注射して病変部を検出するものです。FDGは微量の放射線を出すように工夫されているので、病変部が黒く移ります（図9）。

PET検査は、治療した後に病変がまだ残っているかどうか評価する際にも、使われることがあります。

脳脊髄液検査

神経組織への悪性リンパ腫の浸潤を判断する方法として、腰から針を刺して脳脊髄液を採取し、顕微鏡でリンパ腫細胞の有無を調べることが行われます（30頁、図11参照）。

図9 PET検査の所見例

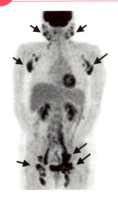

左右の頸部、脇の下、足の付け根の悪性リンパ腫の病変部が黒く写っている（矢印の部分）。脳などは、正常でも黒く写る。

消化管内視鏡検査

　悪性リンパ腫の胃への浸潤の有無を確認するために、内視鏡検査を行うこともあります。

病期の決定

　以上の検査の結果により、悪性リンパ腫の病変の拡がり具合が明らかになります。病気の拡がりは図10（166頁）に示したように、大きく4段階に分けられます（病期分類といいます）。病期分類は、悪性リンパ腫のタイプによっては治療方針の決定や予後の推定（203頁参照）にも関わってくる重要なものです。

悪性リンパ腫の治療法

　悪性リンパ腫の治療は、抗がん薬（168頁、図11）による化学療法が基本となり、タイプによってさまざまな抗がん薬の組み合わせが選択さ

図10 悪性リンパ腫の病期分類

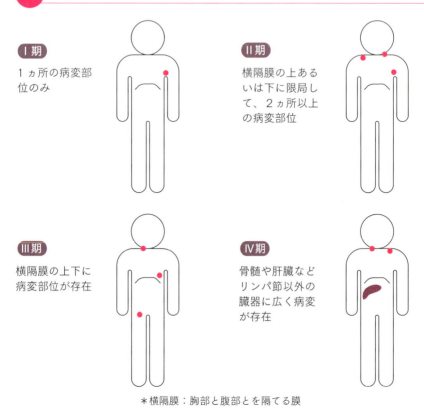

Ⅰ期
1ヵ所の病変部位のみ

Ⅱ期
横隔膜の上あるいは下に限局して、2ヵ所以上の病変部位

Ⅲ期
横隔膜の上下に病変部位が存在

Ⅳ期
骨髄や肝臓などリンパ節以外の臓器に広く病変が存在

＊横隔膜：胸部と腹部とを隔てる膜

れます。また、診断時点での病気の拡がり具合によっては、化学療法に放射線療法を加えることがあります。

　抗体医薬と呼ばれる薬も、B細胞性リンパ腫やホジキンリンパ腫に対して盛んに使われるようになりました。

　それぞれの治療法や副作用などは、第4章で詳しく紹介します。ここでは、基礎知識として全体的な概略を見ていきます。

化学療法

複数の抗がん薬で治療〜ABVD療法、CHOP療法など

　治療の基本は、複数の抗がん薬による化学療法です。ホジキンリンパ腫と非ホジキンリンパ腫とで、使用される抗がん薬の組み合わせは異なりますが、いずれにしても腫瘍細胞の根絶を目指した強力な治療であるといえます。今までに多くの抗がん薬が開発され、いくつかのグループに分けられています。特に、悪性リンパ腫で使用することの多い薬を表2（169頁）に示しました。

　ホジキンリンパ腫では、一般的にABVD療法と呼ばれる組み合わせが使われることが多く、非ホジキンリンパ腫では、最も標準的な治療法としてCHOP療法が多くの場合で行われます。ABVD療法、CHOP療法ともに外来で実施可能な治療法ですが、初回は副作用の確認のために入院して治療することがあります。

　また、治療効果が不充分の場合や再発したときに行われる治療法として、いろいろな抗がん薬の組み合わせが工夫されています（169頁、表2）。悪性リンパ腫のタイプによっては、はじめからこれらの治療法が行われることがあります。ほとんどの治療法は入院が必要になります。

● 化学療法の副作用

　ほとんどの抗がん薬は、悪性リンパ腫の細胞だけでなく、正常な細胞にも作用するために、いろいろな副作用が生じます。

　抗がん薬の種類による違いはありますが、副作用には主に、吐き気や脱毛など自分で自覚するものと、白血球や血小板の低下など検査結果に現れるものとがあります。これらの副作用に対する対応も、化学療法をスムーズに進めるうえで非常に大切な部分となります。

　また、特殊な例として、腸にできた悪性リンパ腫の場合は治療によって腸に穴が開くことがあるので、治療中は注意深く状態を観察します。

図11 抗がん薬のメカニズム

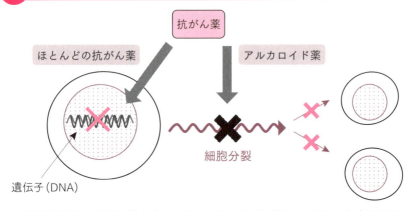

DNAは遺伝子の主要な構成成分。ほとんどの抗がん薬は、DNAの合成やDNAの情報を伝えるRNAの合成を抑えることでリンパ腫細胞を殺す。一方、アルカロイド薬はリンパ腫細胞の分裂を抑える。しかし、正常の血液細胞もやはり影響を受けるため、さまざまな副作用が生じる。

抗体医薬

リツキサン

　抗体医薬とは、リンパ腫細胞の表面に存在している蛋白質に結合してリンパ腫細胞を壊す、いわばミサイルのような薬です。

　広く使われているリツキサン（一般名＝リツキシマブ）は、B細胞性リンパ腫の細胞表面に存在しているCD20という蛋白質に結合する抗体医薬です（170頁、図12）。B細胞性リンパ腫では、CHOP療法など多くの化学療法において、リツキサンとの併用により治療成績の改善が得られています。

　その他、CD20に対する抗体に、放射線を出す物質を結合させた抗体医薬（ゼヴァリン、一般名＝イブリツモマブ　チウキセタン）も使用されています（198頁、コラム参照）。

表2 悪性リンパ腫に使用する主な抗がん薬

薬品名 \ 使用する併用療法	CHOP療法	ABVD療法	DHAP療法	ESHAP療法	ICE療法	高用量MTX-AraC療法	Hyper CVAD療法	GDP療法
代謝拮抗薬								
キロサイド（注射薬）			●	●		●		
メソトレキセート（注射薬）						●		
ゲムシタビン・ジェムザール（注射薬）								●
抗生物質								
アドリアシン（注射薬）	●	●					●	
ブレオ（注射薬）		●						
アルカロイド								
オンコビン（注射薬）	●						●	
ベプシド・ラステット（注射薬・経口薬）				●	●			
エクザール（注射薬）		●						
アルキル化薬								
エンドキサン（注射薬）	●						●	
イホマイド（注射薬）					●			
サイメリン（注射薬）								
ダカルバジン（注射薬）		●						
白金製剤								
ランダ・ブリプラチン（注射薬）			●	●				●
パラプラチン（注射薬）					●			
プリン類似薬								
ロイスタチン（注射薬）								
フルダラ（注射薬）								

アドセトリス

　多くのホジキンリンパ腫、および非ホジキンリンパ腫の1つのタイプである未分化大細胞型と呼ばれるものでは、リンパ腫細胞の表面にCD30という蛋白質が存在しています。アドセトリス（一般名：ブレンツキシマブ ベドチン）は、図13に示すようにCD30に結合する抗体に抗がん薬を搭載したもので、CD30に結合した後にリンパ腫細胞の中に入り込みます。再発・難治性のホジキンリンパ腫および未分化大細胞型リンパ腫に対して試みられます。

図12　リキツサンのメカニズム

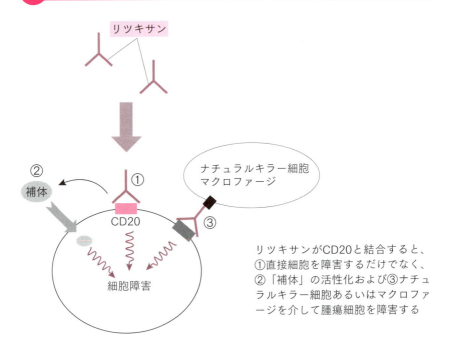

リツキサンがCD20と結合すると、①直接細胞を障害するだけでなく、②「補体」の活性化および③ナチュラルキラー細胞あるいはマクロファージを介して腫瘍細胞を障害する

放射線療法

悪性リンパ腫の病変部の場所が限られている場合、放射線を病変部にあてて治療することがあります。この場合、放射線治療のみを行うときと放射線治療と化学療法を併用するときがあります。

移植療法（造血幹細胞移植）

造血幹細胞とは、前述したように血液のもとになる細胞です。造血幹細胞は、骨髄、末梢血、臍帯血（へその緒の血液）のいずれかから採取し、この造血幹細胞を患者さんに移植するのが造血幹細胞移植です。

造血幹細胞移植には、患者さん自身の細胞を移植するか、他人の細胞を移植するかによって、大きく自家造血幹細胞移植と同種造血幹細胞移

図13 アドセトリスのメカニズム

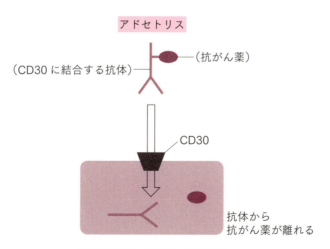

植の2つに分けられます（図14）。この2つは、名前は似ていますが治療法としては全く異なります。

自家造血幹細胞移植

　自家造血幹細胞移植は、前もって患者さんの末梢血から造血幹細胞を、血液成分分離装置を使って採取し保存しておきます。そのうえで、強力な化学療法や放射線療法を行い、徹底的にリンパ腫細胞をたたきます。このとき、骨髄での正常な血液産生も大きく破壊されますが、保存しておいた患者さんの造血幹細胞を体に戻すことで回復を促すものです。
　つまり、通常よりもさらに強力な化学療法を行う治療法であると考えることができます。

同種造血幹細胞移植

　一方、同種造血幹細胞移植は、強力な化学療法や放射線療法を行った後に、患者さんの体に白血球の型（HLAといいます）が一致した他人（ドナーと呼びます）の造血幹細胞を入れる方法です。
　この場合は、強力な化学療法や放射線療法による効果だけでなく、移植されたドナーの細胞が患者さんの体内に残っているリンパ腫細胞を攻撃するという効果も期待できます。
　兄弟など血縁者に白血球の型が合うドナーがいないときは、骨髄バンク提供者を捜すことになります。最近は、臍帯血バンクから提供される臍帯血を使った移植も広く行われています。
　図15（174頁）に自家および同種造血幹細胞移植の実際例を示しました。

移植療法の合併症

　移植療法は、大量の抗がん薬を用いるなど非常に強力な治療法であり、移植に特有な合併症も起こりうる危険性の高い治療法であるといえます

悪性リンパ腫の基礎知識

図14 造血幹細胞移植の方法

〈自家造血幹細胞移植の場合〉

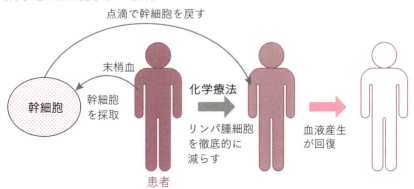

〈同種造血幹細胞移植の場合〉

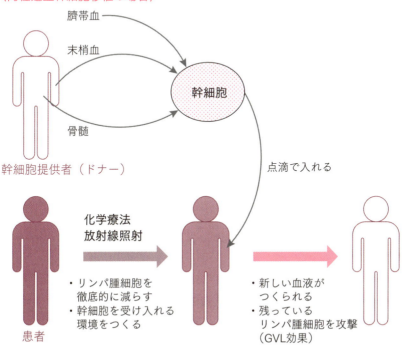

図15 移植療法の実際の流れ

〈自家造血幹細胞移植の場合〉

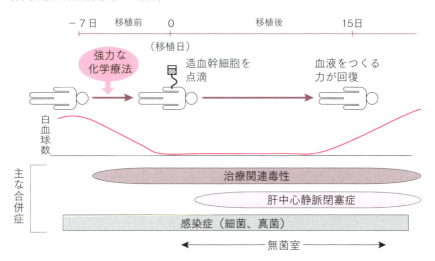

〈同種造血幹細胞移植の場合〉

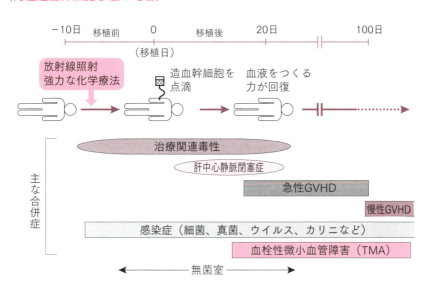

悪性リンパ腫の基礎知識

表3 同種造血幹細胞移植に伴う主な合併症

合併症	主な症状	出現する時期
治療関連毒性（RRT）	皮膚障害、脱毛 胃腸の障害、口内炎 出血性膀胱炎など	移植日前～移植後1ヵ月頃
急性GVHD（移植片対宿主病）	皮膚（紅斑） 肝障害（高ビリルビン血症） 胃腸障害（下痢）	移植後2、3週～100日頃
慢性GVHD	皮膚（乾燥、萎縮、硬化、色素沈着） 肝障害（胆汁うっ滞） sicca症候群（眼、口腔） 肺疾患 慢性下痢（吸収障害） 自己抗体	移植後100日頃～
類洞閉塞症候群（SOS）	急激な腹水貯留、進行性の黄疸	移植日～移植後20日頃
血栓性微小血管障害（TMA）	下血、溶血性貧血、血小板減少 精神神経症状、腎障害	移植日以降
感染症（細菌・真菌・ウイルス・カリニなど）	肺炎、腸炎、出血性膀胱炎、帯状疱疹	移植日前後～

（表3）。そのため、患者さんが若年（自家造血幹細胞移植は65歳以下、同種造血幹細胞移植は50～55歳以下が目安）であり、重い内臓障害がないことなどが条件となります。

しかし、高齢者に対しても、移植時に行われる化学療法や放射線照射の量を少なくした「ミニ移植」（後述、176頁）が、70歳ぐらいまでを目安として行われています。

また、自家幹細胞移植、同種幹細胞移植ともに不妊症が問題になるため、男性患者さんの場合は希望により前もって精子保存を行います（後述、177頁）。

どのような場合に移植療法を行うかは難しい問題ですが、悪性リンパ腫のタイプや化学療法などの治療効果によって判断することになります。

悪性リンパ腫では、自家幹細胞移植が行われることが多いのですが、最近は同種幹細胞移植も行われつつあります。

非骨髄破壊性同種造血幹細胞移植（ミニ移植）

　同種造血幹細胞移植では、移植の際に行う強力な化学療法や放射線照射が悪性リンパ腫細胞を破壊するとともに、新たに移植されたドナーの細胞が患者さんの体内に残っている悪性リンパ腫細胞を攻撃し破壊してくれます。これを移植片対リンパ腫（GVL）効果といいます。

　ミニ移植は、GVL効果を主な目的とする治療法です。すなわち、移植の際に行う化学療法や放射線照射を弱めて治療関連毒性（表3）を軽減し、一方、GVL効果に期待して悪性リンパ腫細胞を破壊しようというものです。

　一般的に、通常の同種造血幹細胞移植ができない高齢者（おおよそ70歳まで）、合併症のある方、一般状態の悪い患者さんなどに対して行われます。移植後も骨髄中に患者さんの細胞が残存している場合には、ドナーのリンパ球を追加で投与（ドナーリンパ球輸注療法）することもあります。ポイントは、患者さんの骨髄細胞をドナーの細胞にすっかり入れ替えることで、これによりGVL効果を効率的に誘導することができます。

　ミニ移植の場合も、GVHDをはじめとする移植特有の合併症の危険性があることに留意する必要があります。

　ミニ移植は、現時点では悪性リンパ腫に対する治療としてはそれほど一般的ではありませんが、今後は応用が進む可能性があります。濾胞性リンパ腫の再発例に対するミニ移植の優れた治療成績が、海外から発表されています。

悪性リンパ腫と妊娠・出産

化学療法による不妊と対策

男性患者の場合

　男性の患者さんの場合、抗がん薬の投与によって精巣の働きが著しく低下し、無精子症などが生じます。化学療法終了後に回復する例もありますが、抗がん薬の種類や投与量によって回復までの期間に差が生じます（表4）。

　一方、精巣の働きが回復しない例も多く見られます。そこで、将来的に子供を得たいとの希望があるときには、化学療法開始前に精子を保存しておく方法がとられることがあります。

表4　抗がん薬の精巣への影響

薬　剤　上段：商品名／下段：一般名	精巣への影響	回復力	回復までの期間
エンドキサン（シクロホスファミド）	強	不良	1～5年
キロサイド（シタラビン）	中	良	6～12ヵ月
オンコビン（ビンクリスチン）	中	良	6～12ヵ月
アドリアシン（ドキソルビシン）	中	良	1年
ランダまたはブリプラチン（シスプラチン）	中	良	1～2年
メソトレキセート（メトトレキサート）	弱	良	6～12ヵ月

女性患者の場合

　女性の患者さんの場合も生理がとまり、妊娠能力が低下する可能性があります。年齢が高くなるほど、生理が回復しない可能性が高くなります。また、抗がん薬の種類や投与量にも影響され、エンドキサンなどは特に強く卵巣機能を低下させることが知られています。化学療法開始前の卵子保存については、一部の施設で行われていますが、出産にまで至る成功例はまだ多くありません。

　また、抗がん薬の妊娠能力への影響を減らす目的で、抗ホルモン剤（リュープリン）の投与を試験的に行っている施設もありますが、その効果はまだ確立されていません。

妊娠中に悪性リンパ腫を発症した場合

　ホジキンリンパ腫や、ゆっくり進行するタイプの非ホジキンリンパ腫の場合は、出産まで待ってから化学療法を始めることが可能なときもあります。一方、活動性の強いタイプや最も激しいタイプの非ホジキンリンパ腫では、原則的に診断された時点で速やかに化学療法を開始します。

　妊娠初期の場合は、約3分の1の人が化学療法開始後に流産するといわれています。また、薬による未熟児や奇形の危険性についても考慮する必要があり、人工中絶が1つの選択になることもあります。

　妊娠中期以降に悪性リンパ腫の診断がされたときは、通常と同じ薬の組み合わせによる化学療法を開始し、必要に応じて出産後に化学療法を再開します。

　妊娠中に悪性リンパ腫を発症して、化学療法を受けた母親から生まれた子供については、現在のところ、特に成長に支障が見られてはいません。しかし、新しい薬の影響についてはまだ不明な点があります。

第4章

いろいろな悪性リンパ腫の治療

❶ 非ホジキンリンパ腫　180
❷ ホジキンリンパ腫　208
❸ 成人T細胞白血病・リンパ腫　220

1 非ホジキンリンパ腫

どのような病気でしょうか？

　悪性リンパ腫は、白血球の1つであるリンパ球が"がん"化し、リンパ節や脾臓をはじめとするリンパ組織を中心に、無制限に増殖していく病気です（183頁、図1参照）。リンパ節以外の他の臓器へと進展することもあります。

　腫瘍組織の形態の違いによって大きく、ホジキンリンパ腫と非ホジキンリンパ腫とに分けられますが、日本では非ホジキンリンパ腫が圧倒的に多く、90%以上を占めています。

　非ホジキンリンパ腫は、後に述べるようにいくつものタイプに分類され、それぞれのタイプによって進行のスピードなどが異なります。

　なお、成人T細胞白血病・リンパ腫については、別章で説明いたします。

原因は？

　はっきりとした原因はわかっていませんが、加齢、放射線、慢性炎症や有機剤の曝露など、さまざまな要素によって生じた遺伝子の傷が発症に深く関わっていると考えられています。

　親から子供へと遺伝する病気ではありません。

どのような症状が現れますか？

　リンパ節の腫れが重要な症状となります。その他、病変が生じる部位によってさまざまな症状が加わります。詳しくは「悪性リンパ腫の基礎知識」の158〜159頁を参照してください。

どのような検査をしますか？

　悪性リンパ腫が疑われた場合は、「悪性リンパ腫の基礎知識」の160〜165頁に示したような検査を行います。

　特に、生検による病理検査が重要で、この結果により最終的に非ホジキンリンパ腫との確定診断が得られます。また、非ホジキンリンパ腫のどのタイプに該当するかといったことも決定されます。

　確定診断されると、次に病気の拡がりについて評価することになります。病気の拡がりの程度は、予後を決める重要な要素となりますし、また治療後の状態と比較することで治療の効果を判断することもできます。実際には、CT、PET といった画像診断や骨髄検査などで評価します。

　また、神経組織にリンパ腫の細胞が浸潤しているかどうかを調べるために、脳脊髄液検査を行うことがあります。脳への浸潤の有無については、CTやMRIの結果によって診断されることもあります。

非ホジキンリンパ腫の分類

　非ホジキンリンパ腫は、腫瘍組織の形態、"がん"化しているリンパ球の種類、染色体異常や遺伝子異常の有無などを参考に、さらに細かく分類されます。この分類は、治療方針にも影響する非常に大切なものです。

形態による分類

　非ホジキンリンパ腫の分類では、特に生検で得られた腫瘍組織の病理検査の結果が重要です。腫瘍組織は病理医によって詳細に検討され、濾胞性リンパ腫、びまん性リンパ腫といった形態の違いによる分類（図１）がなされます。

"がん"化したリンパ球の種類による分類

　正常なリンパ球は、Ｂ細胞、Ｔ細胞、ＮＫ細胞に分けられます。従って、非ホジキンリンパ腫については、"がん"化したリンパ球の種類によってＢ細胞リンパ腫、Ｔ細胞リンパ腫、ＮＫ細胞腫瘍というように分けることもできます（図２）。

　この分類は、腫瘍細胞の表面に存在する表面抗原という蛋白質のパターンを、フローサイトメトリという方法を用いて調べ、決定されます。通常は、生検によって腫瘍組織を採取した際に病理検査と並行して行われます。

染色体異常

　非ホジキンリンパ腫では、染色体異常や遺伝子異常が認められるケースも珍しくありません（184頁、図３）。どのような染色体異常あるいは遺伝子異常を有しているかということも分類する際の参考にされます。

大きく３つのグループに分けられます

　以上の検査の結果を総合的に判断して、最終的にいくつかのタイプに分類されます。

　治療前の進行のスピードや症状の激しさによって、「ゆっくり進行するタイプ」「活動性の強いタイプ」「最も激しいタイプ」の３つのグループに大きく分けられます（185頁、表１）。

図1 非ホジキンリンパ腫の形態

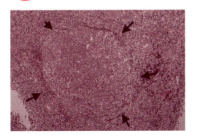

濾胞性リンパ腫
悪性リンパ腫細胞が、濾胞と呼ばれる構造（矢印で囲んだ部分）を形成している

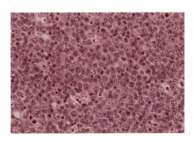

びまん性リンパ腫
悪性リンパ腫細胞が、濾胞をつくらずに拡がっている。

図2 非ホジキンリンパ腫の"がん"化したリンパ球の種類

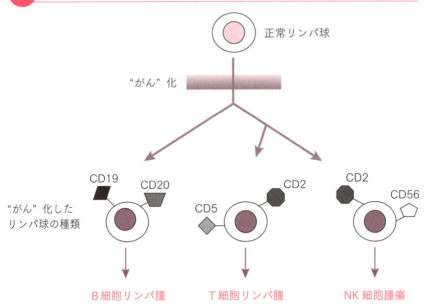

図3 非ホジキンリンパ腫の染色体異常

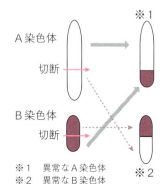

	A染色体	B染色体	頻　度
びまん性大細胞型	3番	14番	10%
B細胞リンパ腫	14番	18番	20〜30%
濾胞性リンパ腫	14番	18番	90%
マントル細胞リンパ腫	11番	14番	95%
MALTリンパ腫	11番	18番	20%
バーキットリンパ腫	8番	14番	80%

※1　異常なA染色体
※2　異常なB染色体

悪性リンパ腫の多くの例で、1番から22番まである常染色体（26頁、図8参照）のうち、2種類の染色体（この図ではA染色体とB染色体と表現している）の一部同士が結合する異常が見られる。

● ゆっくり進行するタイプ

　濾胞性リンパ腫に代表される「ゆっくり進行するタイプ」は自覚症状が現れにくいため、かなり病変が大きくなってから病院を受診して診断されることがあります。進行は遅いのですが、一方で治癒することが難しいタイプでもあります。

● **活動性の強いタイプ**

　日本で最も多いタイプは、中間の「活動性の強いタイプ」に含まれるびまん性大細胞型B細胞リンパ腫と呼ばれるもので、非ホジキンリンパ腫の約30〜40%を占めます。このタイプは比較的進行が早いため、早い時期から治療を開始します。

● **最も激しいタイプ**

　「最も激しいタイプ」は、無治療の場合には週単位で急速に進行するため、急いで治療を開始する必要があります。しかし、治療反応が良好なケースも少なくありません。

表1 非ホジキンリンパ腫の３つのタイプ

悪性リンパ腫の種類	リンパ球の種類	特徴
ゆっくり進行するタイプ		
濾胞性リンパ腫	B細胞	完治が難しいとされてきたが、新薬や造血幹細胞移植に期待
MALTリンパ腫	B細胞	胃に限局している場合、ピロリ除菌が有効のことがある
活動性の強いタイプ		
びまん性大細胞型B細胞リンパ腫	B細胞	最も多いタイプ。抗体医薬（リツキサン）が有効のことが多い
マントル細胞リンパ腫	B細胞	治療が難しいタイプだが、有効な新薬が登場してきている
末梢性T細胞リンパ腫	T細胞	治療が難しいタイプだが、造血幹細胞移植に期待
血管免疫芽球性T細胞リンパ腫	T細胞	一般的に治療が難しい。副腎皮質ホルモン剤が有効のことがある
未分化大細胞型リンパ腫	T細胞	再発・難治例には、新しい抗体医薬（アドセトリス）が使用可能
節外性NK・T細胞リンパ腫（鼻型）	NK細胞	化学療法と放射線療法との併用療法が行われる
最も激しいタイプ		
バーキットリンパ腫	B細胞	無治療の場合は急速に悪化。化学療法が効くことも多い
リンパ芽球性リンパ腫	B細胞あるいはT細胞	無治療の場合は急速に悪化。化学療法が効くことも多い
成人T細胞白血病・リンパ腫	T細胞	治療が難しいが、造血幹細胞移植に期待。抗体医薬も登場した

● 日本での発症割合

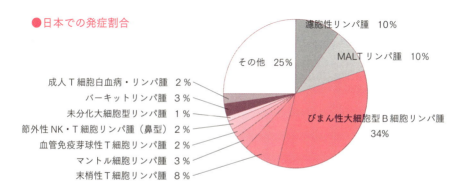

- 濾胞性リンパ腫　10%
- MALTリンパ腫　10%
- びまん性大細胞型B細胞リンパ腫　34%
- 末梢性T細胞リンパ腫　8%
- マントル細胞リンパ腫　3%
- 血管免疫芽球性T細胞リンパ腫　2%
- 節外性NK・T細胞リンパ腫（鼻型）　2%
- 未分化大細胞型リンパ腫　1%
- バーキットリンパ腫　3%
- 成人T細胞白血病・リンパ腫　2%
- その他　25%

このように非ホジキンリンパ腫の分類は、予後の推測や治療方針の決定という点でも欠かせないものです。

非ホジキンリンパ腫の治療

非ホジキンリンパ腫に対する治療としては、複数の抗がん薬による化学療法、抗体医薬による治療、放射線療法が行われます。化学療法が中心となりますが、B細胞リンパ腫の場合は抗体医薬を併用することが多くなっています（図4）。

まず、検査のうえで病変が完全に消えている「完全寛解」と呼ばれる状態を目指します。完全寛解の状態が長期間続き、再燃することがなければ「治癒」と判断します。

それでは、化学療法・リツキサン療法から見ていきましょう。

化学療法・リツキサン療法

CHOP療法

現時点では、びまん性大細胞型B細胞リンパ腫をはじめとする多くのタイプの非ホジキンリンパ腫に対して、CHOP療法（チョップ）と呼ばれる抗がん薬の組み合わせを基本とした治療法が最も多く選択されています。過去には、抗がん薬の量を多くした強力な治療法が試された時期もありましたが、CHOP療法の治療効果を上回ることはできませんでした。

CHOP療法は189頁の表2に示すように、第1日目にエンドキサン、アドリアシン、オンコビンという3種類の抗がん薬を点滴ないし注射で投与します。さらに、第1日目から第5日目まで毎日、プレドニンという副腎皮質ホルモン剤を服用します。この治療を1コースとして3週間

図4 主な非ホジキンリンパ腫に対する治療の流れ

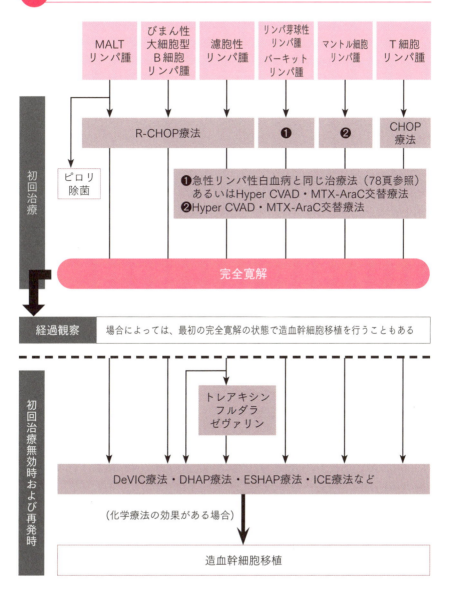

ごとに繰り返し、合計6〜8コース行って治療終了となります。
　CHOP療法は、原則として外来で実施可能な治療法ですが、初回は副作用の程度などを観察するために入院して行うことがあります。

リツキサン-CHOP併用療法（R-CHOP療法）〜B細胞リンパ腫の場合

　B細胞性の非ホジキンリンパ腫細胞の表面には、多くの場合、CD20と呼ばれる蛋白質が存在しています。そこで、CD20と選択的に結合するリツキサンという抗体医薬（168頁参照）が使用されます。
　リツキサンが細胞表面のCD20に結合すると、患者さんの免疫の働きによってリンパ腫細胞が壊されると考えられています。
　CHOP療法との併用によって治療成績の改善が得られるため、B細胞リンパ腫に対してはこのR-CHOP療法（表3）が広く行われています。ただし、T細胞リンパ腫は、腫瘍細胞の表面にCD20が存在していないため、リツキサンが効きません。
　なお、リツキサンは点滴薬で、はじめはゆっくりと投与し、副作用の有無を見ながら徐々に点滴のスピードを上げていきます。従って、1回3〜5時間ほどかかりますが、外来で行うことが可能です。

治療の途中で効果の有無を判断

　通常は2コースあるいは3コース目のCHOP療法（B細胞性ではリツ

胃MALTリンパ腫にはピロリ菌の除菌が有効なことも

　MALTリンパ腫は、「ゆっくり進行するタイプ」に属しています。胃に限局しているMALTリンパ腫の場合、ピロリ菌（ヘリコバクター・ピロリ）を除菌することでリンパ腫が改善することがあります。ただし、もともとピロリ菌が陰性であれば効果はありません。
　また、他のタイプに対しては、ピロリ菌の除菌は無効です。

非ホジキンリンパ腫

表2 CHOP療法

薬剤名 上段：商品名 / 下段：一般名	投与方法	1日目	2日目	3日目	4日目	5日目
エンドキサン（シクロホスファミド）	点滴静注（約3時間）	●				
アドリアシン（ドキソルビシン）	点滴静注（約1時間）	●				
オンコビン（ビンクリスチン）	静注	●				
プレドニン（プレドニゾロン）	内服	●	●	●	●	●

- 上記を1コースとして、3週間ごと（6～20日目は休薬）に6～8コース行う

＊CHOP療法の頭文字の薬剤名
 C＝Cyclophosphamide（シクロホスファミド）
 H＝Hydroxydaunorubicin（ドキソルビシンの別名）
 O＝Oncovin（オンコビン）
 P＝Prednisolone（プレドニゾロン）

表3 リツキサン–CHOP併用療法（R–CHOP療法）

薬剤名 上段：商品名 / 下段：一般名	投与方法	1日目	2日目	3日目	4日目	5日目
リツキサン（リツキシマブ）	点滴静注（3～5時間）	●				
エンドキサン（シクロホスファミド）	点滴静注（約3時間）	●				
アドリアシン（ドキソルビシン）	点滴静注（約1時間）	●				
オンコビン（ビンクリスチン）	静注	●				
プレドニン（プレドニゾロン）	内服	●	●	●	●	●

- 上記を1コースとして、3週間ごと（6～20日目は休薬）に6～8コース行う

キサン併用）が終了した時点で、CTなどを行い、治療効果が現れているかを確認します。充分な効果が認められていれば、引き続きCHOP療法を続けていきます。一方、CHOP療法の効果がなく腫瘍の縮小が見られない場合は、他の抗がん薬の組み合わせによる治療法へと変更します。

CHOP療法が効かないときは？

最初の治療としてのCHOP療法が無効であった場合、あるいは完全寛解が得られた後に再発したような場合は、他の抗がん薬の組み合わせ、あるいは新しい抗体医薬による治療が行われます。この場合、どの組み合わせを選ぶかは非ホジキンリンパ腫のタイプによります。

●びまん性大細胞型B細胞リンパ腫

再発・難治性のびまん性大細胞型B細胞リンパ腫では、GDP療法（表4）、DHAP療法（表5）、ESHAP療法（表6）、ICE療法（192頁、表7）、DeVIC療法（192頁、表8）などが実施されますが、どの治療法を選ぶかという明確な基準はありません。この場合も、リツキサンが好んで併用されます。

これらの治療法は、CHOP療法と比較して白血球低下などの副作用が強く現れるため、入院が必要となります。また、必要に応じて輸血や白

表4 GDP療法

薬剤名 上段：商品名 下段：一般名	投与方法	1日目	2日目	3日目	4日目	…	8日目
ジェムザールまたはゲムシタビン（ゲムシタビン）	点滴静注（約30分）	●					●
ランダまたはブリプラチン（シスプラチン）	点滴静注（約24時間）	●					
デカドロン（デキサメタゾン）	点滴静注（約15分）	●	●	●	●		
・原則として3週間ごとに繰り返す							

表5 DHAP療法

薬剤名 上段：商品名 / 下段：一般名	投与方法	1日目	2日目	3日目	4日目
ランダまたはブリプラチン（シスプラチン）	点滴静注（約24時間）	●			
キロサイド（シタラビン）	点滴静注（約3時間）		●●		
デカドロン（デキサメタゾン）	点滴静注（約1時間）	●	●	●	●

- ランダまたはブリプラチンの副作用による腎障害を予防するために、投与前後の大量の点滴や利尿薬の投与を行う
- G-CSF製剤を積極的に使用する
- キロサイドの副作用による結膜炎を予防するために、副腎皮質ホルモン剤の点眼を行う
- 原則として3～4週間ごとに繰り返す

表6 ESHAP療法

薬剤名 上段：商品名 / 下段：一般名	投与方法	1日目	2日目	3日目	4日目	5日目
ベプシドまたはラステット（エトポシド）	点滴静注（約1時間）	●	●	●	●	
ランダまたはブリプラチン（シスプラチン）	点滴静注（約24時間）	●	●	●	●	
キロサイド（シタラビン）	点滴静注（約3時間）					●
ソル・メドロール（メチル・プレドニゾロン）	点滴静注（約30分）	●	●	●	●	

- ランダまたはブリプラチンの副作用による腎障害はDHAP療法よりは軽度と思われるが、やはり予防のために、投与前後に大量の点滴や利尿薬の投与を行う
- G-CSF製剤を積極的に使用する
- 原則として3～4週間ごとに繰り返す

表7 ICE療法

薬剤名 上段：商品名 下段：一般名	投与方法	1日目	2日目	3日目	4日目	5日目
イホマイド（イホスファミド）	点滴静注（約2時間）	●	●	●	●	●
パラプラチン（カルボプラチン）	点滴静注（約2時間）	●				
ベプシドまたはラステット（エトポシド）	点滴静注（約2時間）	●	●	●	●	●

- イホマイドの副作用による出血性膀胱炎を予防するために、予防薬（メスナ）を毎日点滴静注する
- G-CSF製剤を積極的に使用する
- 原則として3～4週間ごとに繰り返す

表8 DeVIC療法

薬剤名 上段：商品名 下段：一般名	投与方法	1日目	2日目	3日目
パラプラチン（カルボプラチン）	点滴静注（約2時間）	●		
イホマイド（イホスファミド）	点滴静注（約2時間）	●	●	●
ベプシドまたはラステット（エトポシド）	点滴静注（約2時間）	●	●	●
デカドロン（デキサメタゾン）	点滴静注（約1時間）	●	●	●

- イホマイドの副作用による出血性膀胱炎を予防するために、予防薬（メスナ）を毎日点滴静注する
- G-CSF製剤を積極的に使用する
- 原則として3～4週間ごとに繰り返す

血球増加薬（G-CSF製剤）の投与が行われます。感染症に対する対策と対応も重要です。しかし、GDP療法については副作用の危険性がやや低いといわれており、2回目以降は外来で行うことが多くなっています。

治療に対して充分に反応した場合は、引き続いて自家造血幹細胞移植が検討されます。

●濾胞性リンパ腫

濾胞性リンパ腫では、R-CHOP療法で充分な効果が得られない場合、トレアキシン（一般名＝ベンダムスチン）という抗がん薬が選択されます。トレアキシンは1960年代に東ドイツで開発された古い薬ですが、最近になって有効性が広く認識されるようになりました。投与は2日間連続で点滴で行い、これを3週間ごとに繰り返します。リツキサンと併用されることも多く、再発・難治性の濾胞性リンパ腫に対して積極的に使用されます。

その他、フルダラ（一般名＝フルダラビン）という経口抗がん薬や、ゼヴァリンという抗体医薬（198頁参照）も選択肢になります。

将来的には、R-CHOP療法ではなく、初回からトレアキシンを中心とした治療法を行うようになる可能性もあります。

●T細胞リンパ腫

多くの場合、再発・難治性のびまん性大細胞型B細胞リンパ腫と同様に、GDP療法（表4）、DHAP療法（表5）、ESHAP療法（表6）、ICE療法（表7）、DeVIC療法（表8）などが実施されます。リツキサンは効果がないため併用されません。

新しい治療薬としては、アドセトリスという抗体医薬が開発され（170頁参照）、未分化大細胞型リンパ腫というタイプに対して効果が期待されており、すでに保険が適応されています。また、皮膚T細胞性リンパ腫というタイプに対しては、ゾリンザ（一般名＝ボリノスタット）という飲み薬の分子標的治療薬も使用可能になりました。

さらに、CCR4という分子に結合するポテリジオ（一般名＝モガムリズマブ）という新しい抗体医薬も登場しました。この薬は、CCR4分子の存在が確認された再発・難治性の末梢性T細胞リンパ腫および皮膚T細胞性リンパ腫の患者さんに対して、保険が適応されます。

なお、治療に対して充分に反応した場合は、引き続いて自家あるいは同種造血幹細胞移植が検討されることがあります。

CHOP療法以外の化学療法を最初から行う悪性リンパ腫のタイプは？

非ホジキンリンパ腫のタイプによっては、最初の治療としてCHOP療法（R-CHOP療法）以外の治療法を選択することがあります。代表的なタイプを次にあげました。

● マントル細胞リンパ腫

R-CHOP療法では良好な治療成績が得られないため、通常65歳以下で強力な化学療法を受けることが可能な状態であれば、Hyper CVAD（ハイパー シーバッド）療法とMTX-AraC（メソ アラシー）療法を交替で行うHyper CVAD・MTX-AraC交替療法（表9）などが、初回治療として多く選択されます。リツキサンも併用します。

最近、ベルケイドという分子標的治療薬（238頁参照）も保険適応となり、リツキサンや他の抗がん薬と併用で使用されます。

血管免疫芽球性T細胞リンパ腫

リンパ節の腫れのほかに、皮膚症状や発熱、肝臓や脾臓の腫れなどさまざまな症状が現れます。急激な進行を示すケースが多い反面、比較的ゆっくり進行する場合もあり、なかにはCHOP療法などの化学療法を行わずに、ステロイド薬やシクロスポリン（商品名＝ネオーラル、サンディミュン）で一定期間、症状のコントロールが可能なケースもあります。免疫異常が強く出るため、感染症の合併が多くみられます。

非ホジキンリンパ腫

表9 Hyper CVAD・MTX–AraC交替療法

●Hyper CVAD療法

薬剤名 上段：商品名 下段：一般名	投与方法	1日目	2日目	3日目	4日目	…	11日目	12日目	13日目	14日目
エンドキサン（シクロホスファミド）	点滴静注（約3時間）	●●	●●	●●						
アドリアシン（ドキソルビシン）	点滴静注（約30分）				●					
オンコビン（ビンクリスチン）	点滴静注（約30分）				●		●			
デカドロン（デキサメタゾン）	点滴静注（約1時間）	●	●	●	●		●	●	●	●

・G-CSF製剤を積極的に使用する

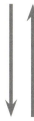

- 原則として3週間ごとにHyper CVAD療法とMTX-AraC療法を繰り返す
- 治療効果が見られる場合は、合計でHyper CVAD療法を4回、MTX-AraC療法を4回行う

●MTX–AraC療法

薬剤名 上段：商品名 下段：一般名	投与方法	1日目	2日目	3日目
メソトレキセート（メトトレキサート）	点滴静注（約24時間）	●		
キロサイド（シタラビン）	点滴静注（約3時間）		●●	●●

- 大量のメソトレキセートとキロサイドを投与する治療法
- 口内炎などのメソトレキセートの副作用を防ぐために、メソトレキセート終了翌日より予防薬（ロイコボリン）の服用を開始する
- G-CSF製剤を積極的に使用する
- キロサイドの副作用による結膜炎を予防するために、副腎皮質ホルモン剤の点眼を行う

初回治療で充分な効果が得られた場合は、引き続き自家造血幹細胞移植が検討されます。
　再発・難治例に対しては、GDP療法（表4）、DHAP療法（表5）、ESHAP療法（表6）、ICE療法（表7）、DeVIC療法（表8）などが選択されることがあります。
　一方、トレアキシンが、濾胞性リンパ腫だけでなくマントル細胞リンパ腫に対しても有効であることが明らかになりました。そこで、現在は治療抵抗例に対して、トレアキシンとリツキサンの併用療法が積極的に試みられています（193頁参照）。
　また、放射線を出す物質を結合させた抗体医薬のゼヴァリン（198頁参照）も治療抵抗例に対する選択肢になります。さらに、若年者の再発・難治例に対しては同種造血幹細胞移植が検討されることもあります。

● リンパ芽球性リンパ腫とバーキットリンパ腫

　「最も激しいタイプ」に分類されるリンパ芽球性リンパ腫は、急性リンパ性白血病と同一の疾患と理解されています。従って、一般的に急性リンパ性白血病と同じ治療（78頁参照）が行われます。
　バーキットリンパ腫は、お腹の中の腫瘤やリンパ節の腫れ、内臓への浸潤がよくみられ、急激に進行することが多いタイプです。通常65歳以下で可能であれば、リツキサン併用のHyper CVAD・MTX-AraC交替療法などの強力な化学療法が初回より行われます。強力な化学療法が行えないときは、多くの場合、R-CHOP療法が選択されます。再発・難治例では、化学療法に対して一定の反応が得られている場合は自家造血幹細胞移植が検討されます。

● 節外性NK・T細胞リンパ腫（鼻型）

　多くはNK細胞ががん化したものと考えられていますが、一部、T細胞が"がん"化したものも含まれます。初期の場合は、放射線照射と2／3量のDeVIC療法の併用が行われます。一方、進行した例や初回治療の効

果が不充分な初期例に対しては、SMILE療法（イホマイド、ベプシド〔またはラステット〕、ロイナーゼ、メソトレキセート、デカドロン）が行われます。

　完全寛解が得られれば、引き続き自家あるいは同種造血幹細胞移植が検討されます。寛解が得られない場合も、条件が許せば自家あるいは同種造血幹細胞移植が検討されます。

化学療法を行わずに様子を見ることはできますか？

　非ホジキンリンパ腫では、原則的に、すっかりリンパ節などの腫れが消えて、検査の結果が正常化した状態（完全寛解）を目標に化学療法を繰り返します。

　しかし、濾胞性リンパ腫などで病気の進行が緩やかで自覚症状に乏しいときは、治療をしないで様子を見ることも可能です。この場合は、ある程度腫瘍が大きくなった時点で治療を開始します。

神経に腫瘍が拡がっている場合

　脳などの神経系から、非ホジキンリンパ腫が発生することがあります。反対に、他の場所から発生したリンパ腫細胞が、脳神経系へと拡がることもあります。

　このようなときには、腰から針を刺して抗がん薬を脳脊髄液に直接注入する髄注（80頁参照）を行います。また、抗がん薬の１つであるメソトレキセートの大量投与も、脳神経系のリンパ腫に対して有効であると考えられています。脳の腫瘍の部位に放射線を照射（201頁参照）することもあります。

副作用は？

抗がん薬の副作用
●吐き気、食欲不振、だるさなど
　抗がん薬の副作用としては、吐き気、食欲不振、だるさなどがありますが、程度は患者さんによってさまざまです。吐き気に対しては、積極的に制吐剤を使用して対応します。

●脱毛
　脱毛は抗がん薬投与後２週間ぐらいから生じますが、通常は抗がん薬投与が最終的に終ってから半年〜１年ほどで生え揃うまでに回復します。

●生理不順、生理の停止、早期の閉経
　女性の場合は、生理不順や生理の停止、早期の閉経が起こることがあります。

抗体医薬〜ゼヴァリン

　ゼヴァリンは、CD20に対する抗体に、放射線を出す物質を結合させた抗体医薬です。ゼヴァリンは結合したリンパ腫細胞だけでなく、結合を免れた周囲の腫瘍細胞にも効果を及ぼすことが特徴です。今のところは、濾胞性リンパ腫などゆっくり進行するＢ細胞リンパ腫とマントル細胞リンパ腫の治療抵抗例に対してのみ適応となっています（平成28年６月時点）。

　しかし、副作用として正常な血液細胞の減少が強く現れる可能性があり、また放射線を発生するという特徴があるので、薬の取り扱いが厳密になります。このような理由から、実際に使用できる病院は限られています。

それぞれの抗がん薬に特徴的な副作用

●オンコビン〜しびれ、便秘

　オンコビンは、非ホジキンリンパ腫に対して頻用される抗がん薬ですが、しびれや便秘がよく起こります。副作用の程度が強いときは、オンコビンの使用量を減らすか、一時中止することがあります。

●メソトレキセート〜口内炎など

　メソトレキセートもよく使われますが、大量に投与する場合は口内炎などを起こします。そこで、投与終了24時間後くらいからロイコボリンというメソトレキセートの毒性を軽減する薬を使って、血液中のメソトレキセートの濃度を下げる工夫をします。これを「ロイコボリン救援療法」と呼んでいます。

●アントラサイクリン系の抗がん薬〜心臓への影響

　アドリアシンなど、アントラサイクリン系と呼ばれるグループの抗がん薬は、心臓への影響が知られています。特に、投与量が増えてくると心不全を起こすことがあるため注意する必要があります。

検査のうえで現れる副作用

●白血球の減少

　検査のうえで現れる副作用としては、白血球、赤血球、血小板などの血球減少が重要です。白血球が低下すると感染症の合併のリスクが上がるので、必要に応じて白血球の回復を促す薬（G-CSFといいます）を投与します。

　CHOP療法では、おおよそ抗がん薬投与後10日〜2週間ほどで白血球数が最低になり、その後、回復してきます。DeVIC療法、DHAP療法、ESHAP療法、ICE療法、Hyper CVAD・MTX-AraC療法などでは、多くの場合でCHOP療法よりも高度の血球減少が見られます。

　フルダラやロイスタチンを用いた治療では、白血球の低下が中等度に

留まることが多いのですが、低下した状態が長期間続くこともあるため、やはり感染症の合併には気をつけます。もし感染症を合併した場合には、速やかな抗生剤や抗真菌（かび）剤の投与が必要となります。

● 血小板・赤血球の低下

　血小板の低下や赤血球の低下（貧血）に対しては輸血で対処します。

抗体医薬の副作用

　リツキサン、アドセトリスやポテリジオの投与中に、発熱、寒気、かゆみ、息苦しさなどの副作用が生じることがあります。これを「インフュージョンリアクション」と呼んでいます。この場合は、薬の投与を一時中止して副腎皮質ホルモン剤を注射します。特に初回の投与時に、この副作用が現れやすいといわれています。

　血球減少は、化学療法ほど頻度が高くありませんが、抗体医薬単独でも生じることがあります。

　また、アドセトリスは、しびれなどの末梢神経障害が比較的多く認められます。

その他の副作用〜腫瘍崩壊症候群

　リンパ腫細胞の量が多いときは、抗がん薬やリツキサンによって大量のリンパ腫細胞が急速に壊されることがあります。その結果、血液中の尿酸の増加、カリウム値やリン酸値の上昇、腎機能障害、不整脈が起こります。これを腫瘍崩壊症候群といい、重篤な場合は透析が必要になることもあります。

　予防として、充分な量の点滴による尿量の維持や、尿酸を低下させる薬の服用などを行います。特に腫瘍崩壊症候群を起こす可能性が高いと予想される例では、尿酸の分解を促すラスリテックという点滴薬を使用します。また、もともとリンパ腫細胞の量が多いと判断されるケースで

は、最初の治療の際に抗がん薬を減量したり、リツキサンを中止したりすることもあります。

放射線療法

放射線療法はどのようなときに行うのですか？

濾胞性リンパ腫やMALTリンパ腫などの「ゆっくり進行するタイプ」の場合、リンパ節の腫れている場所が限られていれば、放射線療法のみを行うことがあります。このような場合、放射線療法のみで治癒する可能性もあります。

また、びまん性大細胞型B細胞リンパ腫でも病変部が限られているときは、3コースのR-CHOP療法の後に放射線療法を加えることがあります。一方、びまん性大細胞型B細胞リンパ腫では、病変が限られている初期でも放射線療法を行わずに、6〜8コースのR-CHOP療法を行うこともあります。

その他、脳の病変部や化学療法の後に残った病変部など、病変部の数や場所が限られていて放射線照射が可能な場合に、放射線療法が考慮されることがあります。

放射線をあてる回数は？

放射線療法は、前もって放射線科の専門医によって、放射線をあてる場所、全体の照射量および1回あたりの照射量と照射回数が決められ、その計画に従って治療が進められます。現在は、副作用を軽くする目的で、放射線を少しずつ分割してあてるようにしています。

放射線療法の副作用

放射線治療の副作用としては、化学療法と同じように、白血球などの

血球低下が比較的多く見られます。その他、照射する場所によってさまざまな副作用が現れる可能性があります。頸部（首）や顔などに照射した場合は、喉頭炎の合併や、唾液が少なくなり口が渇くなどの症状、腹部への照射では胃の不快感、下痢などが生じることがあります。

　脳への照射では、腫瘍が崩壊することによる脳出血の可能性についても考える必要があります。

治療終了後は？

　治療が終了して完全寛解が得られた患者さんは、外来通院による経過の観察に移ります。通常は血液検査と診察を毎月行い、その他、CT検査を適宜あるいは定期的に行って再発の有無について調べます。

　定期的にCT検査を行う場合、当初は３〜４ヵ月に１回程度ですが、完全寛解が維持されていれば、２年目以降は間隔を徐々に延ばしていきます。なお、CT検査での評価が難しいときはPET検査を適宜行うこともあります。

　濾胞性リンパ腫などでは、完全寛解に至らずに病変が残っている場合でも、経過の観察に移って様子を見ることがあります。また、濾胞性リンパ腫では、経過中にびまん性大細胞型Ｂ細胞リンパ腫へと変化することもあります。症状などからびまん性大細胞型Ｂ細胞リンパ腫への変化が疑われる場合は、再度、生検による病理検査を行います。

緩和的な治療の選択

　今まで述べてきたように、非ホジキンリンパ腫は、強力な化学療法を中心とした治療によって最終的に治癒を目指す病気です。しかし、身体の状態などから、強力な化学療法を行うことの危険性が高いと考えられ

る場合があります。このような場合には、経口薬の抗がん薬（エンドキサン、ベプシド・ラステットなど）や副腎皮質ホルモン剤を服用することで病勢のコントロールを目指すこともあります。

　緩和的な治療の例を1つ紹介しましょう。

　87歳女性のびまん性大細胞型B細胞リンパ腫の患者さん。

　高齢の方で、悪性リンパ腫の診断時には腎機能の低下も認められました。ご本人およびご家族と相談し、外来でベプシド・ラステット（抗がん薬）とプレドニン（副腎皮質ホルモン薬）を服用することにしました。白血球数や血小板数の低下時には休薬するという方法で服用を続け、約4ヵ月間、病勢をコントロールすることができました。

治療成績はどうでしょうか？

　非ホジキンリンパ腫の治療成績は、タイプの違いなどさまざまな要因に影響されます。

「活動性の強いタイプ」の治療成績

　びまん性大細胞型B細胞リンパ腫を中心とする「活動性の強いタイプ」の非ホジキンリンパ腫では、治療効果をある程度予測するために、年齢や病変部の拡がり具合など、治療開始前の状態を点数化することが行われます。IPIスコア、R-IPIスコア、NCCN-IPIスコアなどがあり、実際に使われています。例として、NCCN-IPIスコアとびまん性大細胞型B細胞リンパ腫の生存率を示しました（204〜205頁、表10・図5）。

　現在は、新薬の開発や造血幹細胞移植の進歩など治療をめぐる環境が著しく変化していますので、治療成績自体が大きく変わる可能性があります。また、このタイプは予測スコアの結果が悪い場合でも、治癒する可能性があります。

表10 NCCN-IPIスコア

		点数
年齢	41〜60歳	1
	61〜75歳	2
	76歳〜	3
血清LDH値（正常上限値との比）	1倍超〜3倍	1
	3倍超	2
*1 病期	ⅢまたはⅣ	1
リンパ節以外の病変	骨髄、中枢神経、肝臓、消化管、肺	1
*2 一般状態（Performance status：PS）	PS 2〜PS 4	1

0〜1点：　低危険群
2〜3点：　低中間危険群
4〜5点：　高中間危険群
6点〜：　高危険群

＊1 病期（164頁参照）
＊2 一般状態（Peformance status：PS）
　PS 0：無症状で社会活動ができ、制限を受けない
　PS 1：肉体労働は制限を受けるが、軽い家事や事務労働は可能
　PS 2：身の回りのことはできるが、労働はできない。日中の50％以上は起居している
　PS 3：身の回りのある程度のことはできるがしばしば介助を要し、日中の50％以上は就床している
　PS 4：身の回りのことにも常に介助を要し、終日就床を必要としている

「ゆっくり進行するタイプ」の治療成績

　濾胞性リンパ腫などの「ゆっくり進行するタイプ」は、経過中に腫瘍の縮小と再発再燃を繰り返すことが多く、たとえ完全寛解が得られても完治することが難しいタイプです。

　濾胞性リンパ腫についても、治療開始前の状態を点数化（FLIPI2といいます：206頁、表11）することで、ある程度の予後を予測することが可能です（206頁、図6）。しかし、この場合もトレアキシンなどの新しい治療薬の登場や造血幹細胞移植の応用によって、今後の治療成績はさ

非ホジキンリンパ腫

図5 NCCN-IPIの結果によるびまん性大細胞型B細胞リンパ腫の生存率

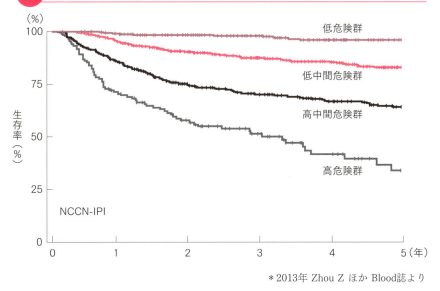

*2013年 Zhou Z ほか Blood誌より

らに変わってくる可能性があります。

「ゆっくり進行するタイプ」の中でも、マントル細胞リンパ腫については治療が難しいといわれ、以前は5年生存率が30%程度と報告されてきました。しかし、このタイプに対しても、強力な化学療法や自家造血幹細胞移植、さらにトレアキシンなどの新薬の応用が進んでおり、治療成績の向上が期待されています。

T細胞リンパ腫の治療成績

未分化大細胞型リンパ腫の中でALKという蛋白がたくさん存在しているタイプは、5年生存率が80%と良好な治療成績を示しています。しかし、その他のT細胞リンパ腫の5年生存率は30～40%程度といわれており、B細胞リンパ腫と比べてよいとはいえませんでした。

表11 濾胞性リンパ腫の予後予測スコア（FLIPI2）

年齢	61歳以上
β_2ミクログロブリン値	正常上限を超える
ヘモグロビン値	12 g/dL未満
最大リンパ節の長径	6 cmを超える
骨髄浸潤	あり

上記5項目のうち
　0項目該当：　　低危険群
　1〜2項目該当：　中間危険群
　3〜5項目該当：　高危険群

＊2009年 Federico ほか Journal of Clinical Oncology誌より

図6 FLIPI2の結果による生存率

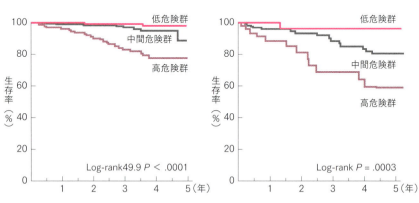

832人の患者さんで検討した結果　　231人の別の患者さんで確認した結果

＊2009年 Federico M ほか Journal of Clinical Oncology誌より

最近、未分化大細胞型リンパ腫や皮膚T細胞性リンパ腫などでは新薬が登場しており、治療成績の向上が期待されています。また、節外性NK・T細胞リンパ腫（鼻型）もSMILE療法などの開発によって状況が変わってきました。

　さらに、T細胞リンパ腫についても、造血幹細胞移植の応用などによる治療成績の向上が期待されます。

生活上の注意

　化学療法や放射線療法によって白血球数が低下（1000〜2000/μl以下が目安）しているときは、感染予防のためにうがいを励行し、なるべく人込みなどへの外出を控えるようにします。

　食事も、生ものを避けるようにします。

2 ホジキンリンパ腫

どのような病気でしょうか？

　ホジキンリンパ腫は悪性リンパ腫の１つの型で、リンパ球が"がん"化して、リンパ組織を中心に無制限に増殖していく病気です（154頁参照）。悪性リンパ腫は、大きくホジキンリンパ腫と非ホジキンリンパ腫とに分けられますが、日本では非ホジキンリンパ腫が圧倒的に多く、ホジキンリンパ腫は５～10%を占めるにすぎません。

　ホジキンリンパ腫は、後述するように腫瘍組織の形の違いからいくつかのタイプに分類されます。いずれのタイプでも、治療法の選択は病変の拡がりの程度によって決められます。

　はっきりとした原因はわかっていませんが、親から子供へと遺伝する病気ではありません。

どのような症状が現れますか？

　リンパ節の腫れが主な症状ですが、特に、痛みのない頸部（首）のリンパ節の腫れが最も多く現れます。なかには、酒類を飲んだときに腫れているリンパ節が痛むことがあります。

　また、体重の減少、寝汗、原因不明の発熱、だるさといった症状が起こることがあります。

　その他、縦隔（胸の左右の肺の間の部分）に大きな腫瘤ができた場合などでは、咳が出ることもあります。

どのような検査をしますか？

リンパ節の腫れなどから悪性リンパ腫が疑われる場合は、「悪性リンパ腫の基礎知識」の160〜165頁に示したような検査を行います。

特に、ホジキンリンパ腫の診断には生検による病理検査（図１）が重要で、この結果により最終的にホジキンリンパ腫との確定診断が得られます。

ホジキンリンパ腫では、病気の拡がりの程度が治療方針の決定に直接影響するため、引き続きCT、PET（ペット）といった画像診断を中心に病気の拡がりについて評価します。

骨髄へ浸潤（しんじゅん）する頻度は低いですが、病変が広範囲に拡がっている場合や、発熱などの症状が認められるときには、骨髄検査も行います。

血液検査では、貧血やLDH（乳酸脱水素酵素）値の上昇が見られることがありますが、血液検査のみでホジキンリンパ腫の診断をつけることはできません。

図1 生検による病理検査

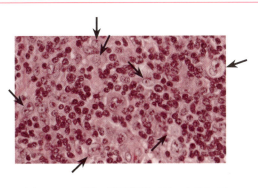

ホジキンリンパ腫の病理組織では、矢印に示したような特徴的な細胞（ホジキン細胞、リードシュテルンベルグ細胞）が認められる。

ホジキンリンパ腫の分類

形態による分類

　ホジキンリンパ腫は、リンパ腫組織の形態によっていくつかのタイプに分類されます（表1）。進行した状態で見つかることが多いタイプと、早期に診断されることの多いタイプとがあります。

病期分類

　ホジキンリンパ腫の病気の拡がりは、大きく4段階に分けることができます（病期分類といいます：166頁、図10）。病期分類は、治療方針の決定にとても重要です。
　Ⅰ期あるいはⅡ期で、大きな腫瘤がなく発熱、寝汗、体重減少などの症状を伴わないものを「早期」と考えます。
　Ⅰ期、Ⅱ期でも大きな腫瘤や発熱、寝汗、体重減少などを認めるもの、およびⅢ期、Ⅳ期の場合は「進行期」と判断します。

ホジキンリンパ腫の治療

　ホジキンリンパ腫に対する治療方針は、結節性リンパ球優位型と古典的ホジキンリンパ腫とで異なります。放射線療法か複数の抗がん薬による化学療法、あるいはその併用療法が基本となります。どの治療法を選択するかは、早期か進行期かによっても異なります。
　治療の最初の目標は、検査で異常を認めない状態（完全寛解と呼びます）を得ることです。
　まず、放射線療法から見ていきましょう。

表1 ホジキンリンパ腫の形態による分類

分　類	早期・進行期	特徴的な細胞	頻　度
結節性リンパ球優位型	早期例が多い	ポップコーン（L&H）細胞	5％
古典的ホジキンリンパ腫			
・リンパ球優位型	早期例が多い	ホジキン細胞 リードシュテルンベルグ細胞	5％
・結節硬化型	早期例が多い		40～70％
・混合細胞型	進行例が多い		15～40％
・リンパ球減少型	進行例が多い		1％未満

・ホジキンリンパ腫は組織（主にリンパ節生検で得られる）の病理検査によって、表のようなタイプに分けられる。
・結節性リンパ球優位型ではポップコーン細胞、古典的ホジキンリンパ腫ではホジキン細胞・リードシュテルンベルグ細胞が観察され、ホジキンリンパ腫の病理診断に重要な特徴となっている。

放射線療法

「早期」の中心的治療法

　結節性リンパ球優位型で病期分類の「早期」の患者さんに対しては、多くの場合、放射線療法を単独で行います（213頁、図2）。放射線療法は、ホジキンリンパ腫に対する効果的な治療法の1つです。特に、病変が全身に拡がっていないで限られた場所に留まっているような場合には、極めて効果的な治療法といえます。

　一方、古典的ホジキンリンパ腫の「早期」の患者さんに対しては、化学療法（ABVD療法、後述）を一定の回数（2～4コースなど）行った後に放射線を照射する方法が選択されます（213頁、図2）。

　後述するように、「進行期」の患者さんに対しては化学療法が治療の中心になりますが、治療後に病変が一部残っているような場合には、放

射線療法を追加することがあります。

照射する放射線の量は？

　ホジキンリンパ腫は、もともと放射線治療に対する反応性がよい腫瘍であり、また副作用の問題もあるので、照射量は必要以上に多くなりすぎないように設定されます。実際、大量の放射線照射を行っても治療成績は上がらないことが知られています。

　放射線科の専門医によって、放射線をあてる場所、1回あたりの照射量および照射回数が決められますが、多くの場合、3～4週間程度の治療期間を必要とします。

放射線療法の副作用

　放射線治療は、照射する場所によってさまざまな副作用が現れる可能性があります。

　頸部や顔などに照射した場合は、喉頭炎、咽頭炎の合併や、唾液が少なくなるなどの症状が現れることがあります。

　腹部への照射では、胃の不快感、下痢などが生じることがあります。

　その他、急性白血病やがん、心臓病を合併するリスクも上がりますが、これらは治療が終了してから発症することが多いため、「晩期障害」と呼ばれています。最近では、広範囲に放射線を照射することが少なくなっているので、晩期障害の危険性も以前よりは減っていると考えられています。

ホジキンリンパ腫

図2 「早期」の治療法

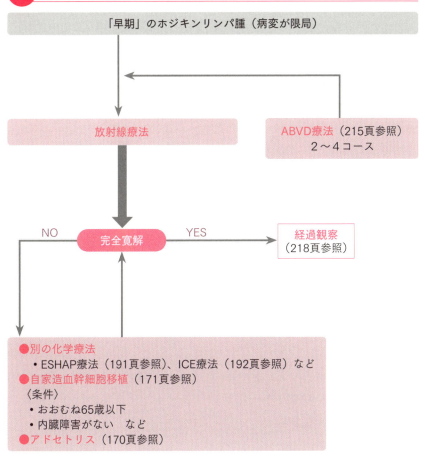

化学療法

ABVD療法

　ホジキンリンパ腫に対して、はじめて化学療法を行うときは、多くの場合、ABVD療法と呼ばれる抗がん薬の組み合わせを使います。ABVD療法は、図3に示したように4種類の抗がん薬を1日で投与します。2週間後に同じ治療を行い、これで1コースと計算します。

　原則的に4週間ごとに繰り返すので、実際にはほぼ2週間おきに抗がん薬が投与されることになります。

　ABVD療法は、原則として外来で実施可能な治療法ですが、初回は副作用の程度などを観察するために入院して行うことがあります。

ABVD療法はどのような場合に行うのですか？

　「進行期」の患者さんに対しては、多くの場合、ABVD療法を6～8コース繰り返す治療が行われます。もし、この治療によっても限られた箇所で病変が残ってしまったような場合、残っている部分への放射線照射が検討されます。

　一方、古典的ホジキンリンパ腫の「早期」の患者さんに対しては、前述したようにABVD療法を一定回数（2～4コースなど）行った後に、放射線療法を追加します。

化学療法の副作用

　ABVD療法は外来で行うことが可能な化学療法ですが、患者さんによっては吐き気や食欲不振、だるさなどが強く現れることがあります。吐き気に対しては、積極的に制吐剤を使用して対応しますが、食事が長くとれないような場合には、点滴が必要になります。

　脱毛も、抗がん薬投与後2週間くらいから生じますが、通常は抗がん

図3 「進行期」の治療法

薬剤名 上段：商品名 下段：一般名	投与方法	ABVD療法 1日目	2〜14日	15日目	16〜28日
アドリアシン（ドキソルビシン）	点滴静注（約1時間）	●		●	
ブレオ（ブレオマイシン）	点滴静注（約1時間）	●		●	
エクザール（ビンブラスチン）	点滴静注（約30分）	●		●	
ダカルバジン（ダカルバジン）	点滴静注（約3時間）	●		●	

- 上記を1コースとして、4週間ごとに6〜8コース行う

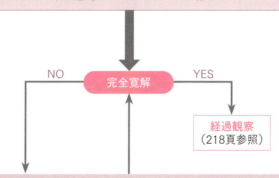

↓

完全寛解

- NO → 〈以下の治療法を検討〉
- YES → 経過観察（218頁参照）

〈以下の治療法を検討〉
- ●別の化学療法
  - ESHAP療法（191頁参照）、ICE療法（192頁参照）など
- ●自家造血幹細胞移植（171頁参照）
  〈条件〉
  - おおむね65歳以下
  - 内臓障害がない　など

薬投与が最終的に終了してから、半年〜1年ほどで生え揃うまでに回復します。

ABVD療法に含まれているブレオマイシンの副作用として、肺障害に気をつける必要があります。

一方、ABVD療法で不妊をきたすことは多くありません。

検査のうえで現れる副作用

抗がん薬の副作用として、白血球、赤血球、血小板などの血球減少も現れますが、ABVD療法の場合は比較的軽度といわれています。

しかし、血球減少の程度には個人差があるため、場合によっては白血球数が著しく低下するときもあります。その場合は、感染症のリスクを下げるために、白血球の回復を促す薬（G-CSFといいます）を投与します。

一方、再発時に行う化学療法では、多くの場合、高度の血球減少が見られます。

治療が効かない場合や再発した場合はどうするのですか？

ABVD療法や放射線療法の効果がはじめから見られず、完全寛解の状態にならない場合は、放射線照射量を増やすなどしても効果があまり期待できません。従って、抗がん薬の組み合わせを変えた化学療法（ESHAP療法、ICE療法など）が考慮されます。

また、いったん完全寛解になった後に再発した患者さんに対しても、同様にESHAP療法、ICE療法など、ABVD療法以外の化学療法が検討されます。ただし、結節性リンパ球優位型で最初の治療として放射線療法しか行っていない場合は、ABVD療法を行います（図4）。

ABVD療法以外の化学療法によってリンパ腫の病変が縮小する効果が

図4 再発した場合の治療法

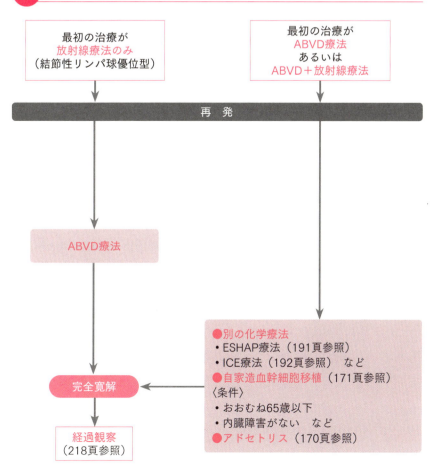

見られたときには、年齢（おおむね65歳以下）、内臓障害がないなどの条件が満たされれば、引き続き自家造血幹細胞移植が検討されます（171頁参照）。

一方、化学療法に反応が見られないときや、自家造血幹細胞移植によっても充分な治療効果が得られなかった場合は、CD30という蛋白に対する抗体医薬のアドセトリス（170頁参照）が試みられます。

治療終了後は？

治療によって完全寛解の状態になった場合は、定期的な経過観察になります。通常は血液検査と診察を１～２ヵ月ごとに行い、さらに、CT検査を適宜あるいは定期的に行って再発の有無について調べます。

定期的にCT検査を行う場合、当初は３～６ヵ月に１回程度ですが、完全寛解が維持されていれば、間隔を徐々に延ばしていきます。なお、PET検査も適宜行うことがあります。

また、放射線療法や化学療法が終了してから、急性白血病、肺がん、乳がん、心臓病、肺障害などの晩期障害が出現することがあるので、注意を要します。

ホジキンリンパ腫の治療成績

ホジキンリンパ腫の治療成績は、治療法の進歩により向上してきました。５年生存率は「早期」では90％を超え、「進行期」でも70％以上となっています。また、最も進行したⅣ期に限っても、50％を超える10年生存率が示されています。従って、充分に治癒を期待することのできる病気であるといえます。

ただし、ホジキンリンパ腫の場合は、化学療法や放射線療法が原因と

なる発がんや心臓病なども、予後のうえで大きな問題となります。実際、これらの晩期障害による死亡者数は、治療終了後15〜20年以上経過していても増加する傾向があります。

　しかし、ABVD療法が中心になってきたことや広範囲の放射線照射を行うことが減少してきたことによって、晩期障害を起こすリスクも以前と比べると低下しているものと考えられます。

3 成人T細胞白血病・リンパ腫

どのような病気でしょうか？

　リンパ球には、B細胞、T細胞およびNK細胞といった種類があります。成人T細胞白血病・リンパ腫（ATLL）は、HTLV-1というウイルスの感染によって、この中のT細胞が"がん"化したものです（図1）。

　ウイルスの感染から発症するまでの期間が、平均55年といわれるほど長いため、ほとんどの場合は中高年以降に発症します。

HTLV-1について

　国内では、約100万人がHTLV-1に感染していると推定されており、「キャリア」と呼ばれています。キャリアの多くは、九州、沖縄や四国、紀伊半島の太平洋側に集まっているという特徴があります。

　HTLV-1は、主に母乳、輸血、性交渉などを介して感染します。特に母乳による母子感染が重要で、地域によるキャリア数の偏りの一因になっています。しかし、現在は妊婦健診でHTLV-1の検査（抗HTLV-1抗体）が公費負担で行われるようになり、陽性の場合は母乳に替わって人工栄養が使われるようになっています。実際、人工栄養を選択した場合の母子間の感染率は、2％強と非常に低くなっています。そのため、キャリア数は年を追うごとに減っていると考えられます。

　また、1986年に抗HTLV-1抗体検査を献血時に行うようになって以来、輸血による感染も確認されていません。

　HTLV-1の感染が成人T細胞白血病・リンパ腫の原因ですが、キャリ

図1 成人T細胞白血病・リンパ腫発症のメカニズム

HTLV-1ウイルス → (母乳・輸血・性交渉など) → HTLV-1キャリア → 成人T細胞白血病・リンパ腫

T細胞に感染

数十年の潜伏期間によりT細胞が"がん"化し、成人T細胞白血病・リンパ腫が発症。
右の写真は、「花細胞」と呼ばれる特徴的な成人T細胞白血病・リンパ腫細胞。

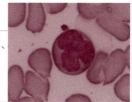

アの人がみんな発症するわけではありません。実際、キャリアの人が一生のうちに発症する確率は2〜5％程度といわれています。
　また、母子感染以外では、ほとんど発症者がいないといわれています。

＊ATLL（エイティーエルエル）＝Adult T-cell Leukemia/Lymphoma

どのような症状が現れますか？

　成人T細胞白血病・リンパ腫の症状は極めて多彩です。
　主なものとして、リンパ節の腫れ、肝臓や脾臓の腫れ、皮膚の発疹などが現れます。肺や肝臓、神経などへの浸潤がある場合には、咳、痰、黄疸、頭痛、吐き気、意識障害などの症状が加わります。
　血液中のカルシウム値が増加することによって食欲不振、だるさ、意識障害をきたすことがあります。

加えて、この病気は免疫と呼ばれる身体の抵抗力が低下するため、肺炎をはじめとするさまざまな感染症にかかりやすくなります。一般的な細菌感染症のほかにも、真菌（かび）による肺、食道、皮膚の感染やウイルス感染症などを発症し、それぞれの症状が現れます。

成人Ｔ細胞白血病・リンパ腫の４つのタイプ

　成人Ｔ細胞白血病・リンパ腫は現在のところ、症状や進行スピードの違い、検査結果の違いによって、急性型、リンパ腫型、慢性型、くすぶり型の４つのタイプに分けられます（図２）。

急性型

　最も多いタイプです。白血球数の増加が目立ち、特に異常なリンパ球（腫瘍細胞）が多く認められます。典型的な異常リンパ球は、「花細胞」と呼ばれる独特の形をしています（221頁、図１参照）。
　その他、リンパ節の腫れ、肝臓や脾臓の腫れ、皮膚の発疹など多彩な症状が見られ、急激に進行することが多いタイプです。

リンパ腫型

　リンパ節の腫れが主な症状です。血液中に異常リンパ球を認めることは多くありません。急性型と同じく、急激に進行することが多いタイプです。

慢性型

　異常リンパ球の増加があり、花細胞もときどき認められます。リンパ節や肝臓・脾臓の腫れがありますが、症状は目立ちませんし、進行もゆっくりです。

成人T細胞白血病・リンパ腫

図2 成人T細胞白血病・リンパ腫の分類

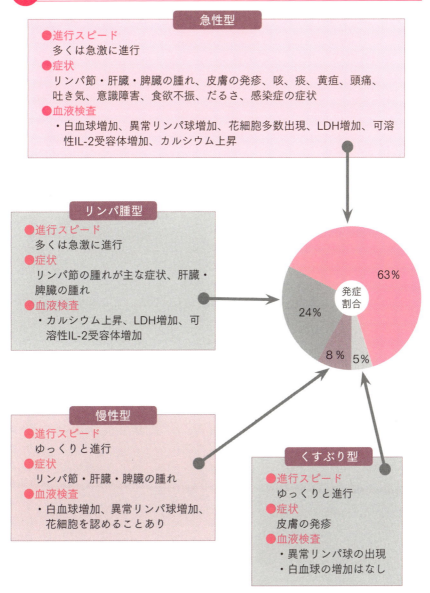

急性型
- 進行スピード
  多くは急激に進行
- 症状
  リンパ節・肝臓・脾臓の腫れ、皮膚の発疹、咳、痰、黄疸、頭痛、吐き気、意識障害、食欲不振、だるさ、感染症の症状
- 血液検査
  ・白血球増加、異常リンパ球増加、花細胞多数出現、LDH増加、可溶性IL-2受容体増加、カルシウム上昇

リンパ腫型
- 進行スピード
  多くは急激に進行
- 症状
  リンパ節の腫れが主な症状、肝臓・脾臓の腫れ
- 血液検査
  ・カルシウム上昇、LDH増加、可溶性IL-2受容体増加

慢性型
- 進行スピード
  ゆっくりと進行
- 症状
  リンパ節・肝臓・脾臓の腫れ
- 血液検査
  ・白血球増加、異常リンパ球増加、花細胞を認めることあり

くすぶり型
- 進行スピード
  ゆっくりと進行
- 症状
  皮膚の発疹
- 血液検査
  ・異常リンパ球の出現
  ・白血球の増加はなし

発症割合：63%、24%、8%、5%

くすぶり型
　白血球数の増加は見られませんが、異常リンパ球が存在しています。皮膚の発疹を認めることはありますが、他の症状はほとんど現れません。
　以上の分類は、予後や治療方針を決定するうえでも重要です。

検査と診断

血液検査
　タイプによって血液検査の結果も異なります（223頁、図２参照）。
　急性型と慢性型では白血球数の増加、特に異常リンパ球の増加を認めます。花細胞も見られますが、慢性型では多くありません。赤血球や血小板の低下はそれほど認めません。その他、LDH値、可溶性IL-2受容体の増加が認められます。
　急性型とリンパ腫型では、しばしばカルシウム値が上昇します。
　なお、LDH（乳酸脱水素酵素）や可溶性IL-2受容体の値は、病気の進み具合や治療効果を判断する指標にもなります。

リンパ節生検
　リンパ腫型の場合、血液中に異常リンパ球（腫瘍細胞）があまり存在しません。そこで、リンパ節生検（162頁参照）が診断のために必要となります。

HTLV-1感染の証明
　HTLV-1の感染を反映して、血液中の抗HTLV-1抗体が陽性になります。しかし、これだけでは発症していないキャリアとの区別がつきません。そこで、腫瘍細胞に実際にHTLV-1が組み込まれていることを証明するため、サザンブロット法と呼ばれる遺伝子検査が行われます。

また、腫瘍細胞の表面に存在する蛋白質（表面抗原といいます）を調べて、T細胞の腫瘍であることを証明します。

一般的には血液中の腫瘍細胞を用いてこれらの検査を行いますが、リンパ腫型の場合は、生検で得られた組織を使って遺伝子検査や表面抗原検査を行います。

急性型・リンパ腫型は化学療法が治療の基本です

mLSG15療法

急性型およびリンパ腫型に対しては、複数の抗がん薬を使う強力な化学療法が行われます。まず、検査のうえで病変が完全に消えている「完全寛解」と呼ばれる状態を目指します。

国内では、mLSG15と呼ばれる治療法（227頁、図3）がよく選択されます。

また、成人T細胞白血病・リンパ腫では、多くの場合、腫瘍細胞の表面にCCR4という分子が存在しています。最近、CCR4と結合するポテリジオ（一般名＝モガムリズマブ）という抗体医薬が登場しました。現在はCCR4の存在を確認したうえで、化学療法とポテリジオとの併用療法も行われています。

化学療法の副作用と対策

化学療法では、さまざまな副作用が現れる可能性があります。副作用に対しては積極的に対応していきます。

● 吐き気、食欲不振、だるさ

吐き気や食欲不振に対しては、制吐剤や点滴で対処します。

● 脱毛

脱毛は、一般的に抗がん薬投与後2週間ぐらいから始まりますが、投

与が最終的に終了してから半年〜１年ほどで生え揃うまでに回復してきます。

● **生理不順、生理の停止**

月経年齢の女性の場合は、生理不順や生理の停止が起こることもあります。また、血小板低下時の月経過多を防ぐためには、月経停止を目的とした薬を使うことがあります。

● **血球の減少**

検査上は、白血球、赤血球、血小板などの血球減少が見られ、白血球減少による感染症の合併や、血小板減少による出血症状が起こることがあります。

赤血球や血小板の低下に対しては、必要に応じて輸血を行います。

白血球減少に対しては、G-CSF製剤（白血球数の回復を促す注射薬）を投与します。

抗がん薬の髄注

腫瘍細胞の脳神経組織への浸潤を予防するために、mLSG15などの化学療法を行う際、抗がん薬を脳脊髄液に注入する髄注も、一定回数併せて行います。

一方、脳脊髄液検査（30・160頁参照）で異常リンパ球（腫瘍細胞）が認められた場合は、脳神経組織にすでに浸潤していると考えられます。この場合、脳脊髄液検査で異常リンパ球が消えるまで髄注を行います。

慢性型・くすぶり型に対する治療法は？

急激な進行が認められない間は、化学療法を行わないで様子を見ることが多くあります。

皮膚の発疹があるときには、ステロイド軟膏を塗布します。

図3 急性型・リンパ腫型の治療法

mLSG15療法

	薬剤名 上段：商品名 下段：一般名	投与方法	1日目	8日目	15日目	16日目	17日目
A	オンコビン（ビンクリスチン）	静注	●				
A	エンドキサン（シクロホスファミド）	点滴静注（約3時間）	●				
A	アドリアシン（ドキソルビシン）	点滴静注（約30分）	●				
A	プレドニン（プレドニゾロン）	内服	●				
B	アドリアシン（ドキソルビシン）	点滴静注（約30分）		●			
B	サイメリン（ラニムスチン）	点滴静注（約2時間）		●			
B	プレドニン（プレドニゾロン）	内服		●			
C	フィルデシン（ビンデシン）	静注			●		
C	ベプシドまたはラステット（エトポシド）	点滴静注（約3時間）			●	●	●
C	カルボプラチン（カルボプラチン）	点滴静注（約3時間）			●		
C	プレドニン（プレドニゾロン）	内服			●	●	●

- 上記のABCを1コースとして、4週間ごとに6コース行う
- 治療期間中は、積極的にG-CSF製剤を使用する
- ポテリジオ（一般名＝モガムリズマブ）を0日目と14日目に点滴静注（約2時間）する

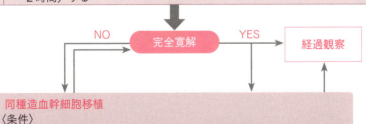

完全寛解 — YES → 経過観察
NO → 同種造血幹細胞移植
〈条件〉
- おおむね50〜55歳以下、高齢者（おおむね65歳以下）はミニ移植
- 重い内臓障害がない　など

また、インターフェロンα(アルファ)製剤と抗ウイルス薬のレトロビルの併用が有効との報告があり、現在、国内で臨床試験が行われています。

　しかし、慢性型の中でも、血液中のアルブミン値の低下、LDH値の上昇、BUN値の上昇、白血球数が増えつつあるといった検査異常が認められる場合では、比較的早い時期に進行する可能性があるため、化学療法を行います。この場合、mLSG15療法など急性型に準じた化学療法か、229頁の表２に示したような飲み薬の抗がん薬による治療のどちらかが選択されます。

合併症の対策

　成人Ｔ細胞白血病・リンパ腫では、「かび（真菌）」によるさまざまな感染症、ニューモシスチスと呼ばれる真菌による肺炎など、免疫力が低下したときに見られる感染症を合併する可能性があります。その予防のために、飲み薬の抗真菌薬やニューモシスチスに効果のあるST合剤を服用します。

　また、高カルシウム血症に対しては、表１に示したビスホスホネートと呼ばれるグループの薬やエルシトニンを投与してコントロールを図ります。

強力な化学療法を行わないときは？

　高年齢（おおむね65歳以上）の患者さんや内臓障害がある患者さんなどについては、強力な化学療法は危険性が高いと判断される場合があります。

　この場合は、感染症の予防などを行いながら、飲み薬の抗がん薬で病気をコントロールするという治療法を選択することもあります（表２）。

成人T細胞白血病・リンパ腫

表1 高カルシウム血症に対する治療薬

薬剤名	投与方法	点滴時間
ビスホスホネート製剤		
・アレディア	点滴静注	4時間
・テイロック	点滴静注	4時間
・ゾメタ	点滴静注	15〜30分
エルシトニン	筋注	—

表2 飲み薬の抗がん薬

薬剤名	標準的な飲み方
ベプシドまたはラステット	3週間、毎日服用した後、1〜2週間休薬（これを繰り返す）。
ペラゾリン	5日間、毎日服用した後、2〜3週間休薬（これを繰り返す）。あるいは少量の服用を連日続ける。

造血幹細胞移植は行われますか？

　造血幹細胞移植には大きく分けて、自分の造血幹細胞を移植する自家造血幹細胞移植と、他人（ドナー）の造血幹細胞を移植する同種造血幹細胞移植があります（詳しくは171頁参照）。

　急性型およびリンパ腫型に対しては、化学療法が有効であった場合、可能であれば引き続き同種造血幹細胞移植が検討されます。若年（通常は55歳以下）で重い内臓障害がなく、白血球の型が合う骨髄提供者がいるなどの条件が満たされれば、考慮すべき治療法といえます。

　通常の同種造血幹細胞移植の適応とならない高年齢の患者さんに対しては、移植時に行われる化学療法や放射線療法の量を少なくした「ミニ移植」（176頁参照）が試みられるようになってきました。

化学療法が効かない場合はどうするのですか？

　mLSG15療法の効果が見られないときは、他の化学療法が試みられることがあります。しかし、良好な治療成績を得るのが難しい状況です。最近は、抗体医薬のポテリジオが登場し、再発・難治性の成人T細胞白血病・リンパ腫に対して使用されるようになりました。
　また、同種造血幹細胞移植が検討されることもあります。

治療成績はどうでしょうか？

　成人T細胞白血病・リンパ腫は、いまだ満足のいく治療成績が得られていません。
　化学療法で治癒することは、ほとんど期待できない状況です。急性型とリンパ腫型に対しては、mLSG15療法の完全寛解率が35.5％と最も優れていますが、それでも5年生存率は10〜15％程度にとどまっています。
　一方、同種造血幹細胞移植については報告例が少ないのですが、3年生存率が33〜45％で比較的再発が少ないといわれています。今後、移植例が増えてくるにつれて、長期的な予後についても明らかになるものと期待されます。
　慢性型およびくすぶり型は、比較的おだやかな経過をとります。しかし、ある時期に急激に進行することが多く、また感染症の合併などによって長期の生存率は限られています。今後、インターフェロンα製剤とレトロビルの併用療法など、新しい治療法の応用によって治療成績が改善されることが期待されます。

第5章

多発性骨髄腫の基礎知識と治療

多発性骨髄腫とはどのような病気でしょうか？

　感染などが起こると、それぞれの病原体に応じた抗体（免疫グロブリン）がつくられ、病原体を攻撃します（244頁参照）。これは、本来自分の体を守る大事な免疫システムの1つです。抗体はBリンパ球やBリンパ球が変化して生まれた形質細胞という細胞が産生します。

　多発性骨髄腫は、この形質細胞が"がん"化して骨髄腫細胞となり、骨髄中で増える病気です。骨髄腫細胞は、ただ1種類の免疫グロブリン（M蛋白といいます）だけを大量に産生します（図1）。その反面、正常な免疫グロブリンの産生は抑えられてしまい、免疫不全の状態になります。

　また、骨髄腫細胞が産生する大量のM蛋白や他の物質によって、病的な骨折や高カルシウム血症、腎不全など多彩な症状が現れます。

　40歳未満の患者さんは少なく、年齢が高い方に多い病気です。

どのような症状が現れますか？

　骨髄腫細胞が産生する物質によって骨が溶け、背中や腰の痛みが生じます。病的な骨折が見られることもあります。実際、腰痛で整形外科を受診した際に診断されることもめずらしくありません。また、骨が溶けることによって血液中のカルシウムの量が増し、吐き気、口渇、だるさ、意識障害などの症状が出るときがあります。

　大量に産生されるM蛋白や高カルシウム血症などにより、腎臓の働きが低下しやすくなります。尿蛋白が多く見られ、その原因を調べる過程で診断されることもあります。腎不全の状態が進みますと、むくみ、呼吸困難、吐き気などの症状が出ます。

　また、正常な血液細胞の産生が抑えられる結果、貧血が生じます。貧

多発性骨髄腫の基礎知識と治療

図1 骨髄腫細胞からのM蛋白産生

正常

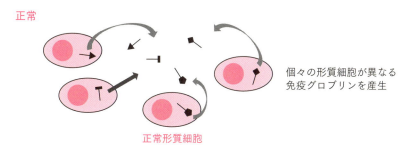

個々の形質細胞が異なる免疫グロブリンを産生

正常形質細胞

多発性骨髄腫

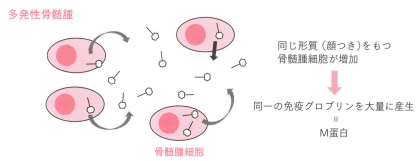

同じ形質（顔つき）をもつ骨髄腫細胞が増加
↓
同一の免疫グロブリンを大量に産生
＝
M蛋白

骨髄腫細胞

血の程度が強くなると、だるさ、息切れ、動悸などの症状が現れます。

多発性骨髄腫では、正常な免疫の働きが抑えられるため、肺炎などの感染症を起こす危険性が高くなります。また、M蛋白によって血液の粘度が増すと、ときに頭痛、めまい、耳鳴りなどの症状（過粘稠症候群といいます）が出ることもあります。

検査値の異常について

血液検査

血液検査（235頁、表1）では多くの場合、M蛋白を反映して総蛋白が増えます。M蛋白は蛋白分画という検査で示されますが、免疫電気泳

動検査で、どの型か確認されます。

　通常、IgG型のM蛋白であれば、血中IgG値の著明な増加を伴い、その増減は病気の勢いを反映します。この場合、増えているM蛋白とは異なる型であるIgAやIgMの値は逆に低下します。一方、アルブミンという蛋白成分は低下します。

　最近は血清フリーライトチェーンという検査も行われています。この検査は、ベンス・ジョーンズ型など免疫グロブリン値の増加を認めないタイプの骨髄腫に対しても、病気の勢いを評価するうえで役に立ちます。

　その他、カルシウム値やβ2ミクログロブリン値の増加も特徴的です。また、腎機能が低下すると、クレアチニン値が増加します。

　貧血も認められます。白血球や血小板は初期の段階では正常ですが、病気が進行してくると減少します。

尿検査

　尿蛋白が陽性になります。また、ベンス・ジョーンズ蛋白という、M蛋白の構成成分の蛋白が検出されることがあります。ベンス・ジョーンズ型の骨髄腫細胞はベンス・ジョーンズ蛋白のみを産生し、IgGなどの完全型の免疫グロブリンは産生しません。

M蛋白

　骨髄腫細胞が産生する単一の免疫グロブリンをM蛋白と呼びます。免疫グロブリンにはIgG、IgA、IgM、IgDおよびIgEの5種類の型がありますが、多発性骨髄腫で見られるM蛋白は、IgG型が最も多く、次いでIgA型が見られます。その他、ベンス・ジョーンズ型とIgD型があります。一方、M蛋白を産生しないタイプ（非分泌型と呼ばれます）もあります。

　なお、IgM型のM蛋白は、悪性リンパ腫に分類される原発性マクログロブリン血症という病気で見られます。

多発性骨髄腫の基礎知識と治療

表1 血液検査の基準値と多発性骨髄腫（IgG型）の検査値例

検査項目	基準値（正常範囲）	例：72歳女性	多発性骨髄腫（IgG型）
白血球数	3500〜9100/μℓ	5100/μℓ	多くは正常
赤血球数	男　427万〜570万/μℓ 女　376万〜500万/μℓ	296万/μℓ	↓
ヘモグロビン数（血色素数）	男　13.5〜17.6g/dℓ 女　11.3〜15.2g/dℓ	9.3g/dℓ	↓
血小板数	13.0万〜36.9万/μℓ	23.9万/μℓ	正常ないし↓
総蛋白量	6.9〜8.4g/dℓ	12.8g/dℓ	↑
アルブミン値	3.9〜5.1g/dℓ	2.9g/dℓ	↓
IgG値	870〜1700mg/dℓ	6825mg/dℓ	↑
IgA値	110〜410mg/dℓ	30mg/dℓ	↓
IgM値	46〜260mg/dℓ	23mg/dℓ	↓
カルシウム	8.8〜10.1mg/dℓ	10.1mg/dℓ	↑

※基準値は医療機関により若干変わります。

骨髄検査

　骨髄検査も、多発性骨髄腫の診断や骨髄腫細胞の性質を調べるうえで大切です（236頁、図2）。表面抗原と呼ばれる細胞表面の蛋白質のパターンも診断の参考になります。

　また、どのような染色体異常を有しているかということは、治療効果の予測に重要です。しかし、多発性骨髄腫では通常の染色体検査で判断できないことが多くあります。そのため、特に重要な染色体異常の有無に関しては、必要に応じてFISH検査が行われます（114頁参照）。

画像検査

　多発性骨髄腫では、骨の異常が多く見られます。そのため、全身の骨のX線検査を行い、背骨の圧迫骨折、その他の病的骨折、溶骨（骨が溶ける）などの骨病変の有無についてチェックします（237頁、図3）。

図2 骨髄検査の所見例

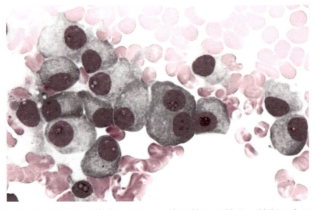

骨髄腫細胞の著明な増殖を認める。表面抗原の結果も診断に有用。
また、染色体異常の有無についても、必要に応じて調べられる。

　また、CTやMRI検査は、小さい骨病変の検出にも優れています。さらに、骨髄腫細胞が腫瘍を形成したり、背骨を破壊している場合などの評価にも役立ちます。
　PET（ペット）検査も保険適応となっており、特に骨髄外の病変の検出などに有用です。

良性単クローン性ガンマグロブリン血症

　M蛋白が存在しても、多発性骨髄腫で見られる臨床症状や検査異常が認められないことがあります。このような病態を「良性単クローン性ガンマグロブリン血症」と呼びます。無治療で経過を観察しますが、一定の確率で多発性骨髄腫へ移行する（10年で12%、25年で30%）といわれています。

図3 頭蓋骨X線検査の所見例

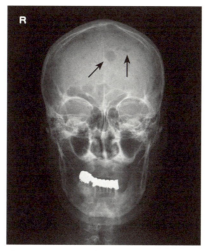

矢印の部分に溶骨部位（打ち抜き像）が認められる

多発性骨髄腫の治療

　検査結果によって、多発性骨髄腫の病気の拡がりが評価されます（病期分類といいます）。いくつかの病期分類が使われていますが、国際病期分類を表2（238頁）に示しました。一般的に、病期によって治療開始のタイミングが図られます。

　すなわち、Ⅰ期で、骨痛や腎障害、高カルシウム血症などの所見がなければ、無治療で慎重に経過を観察します。何らかの所見が認められるようになった場合、治療を開始します。

　一方、Ⅱ期およびⅢ期の場合は、原則的に治療の対象となります。

表2 多発性骨髄腫の病期分類(国際病期分類:ISS)

病期	β_2ミクログロブリン値	アルブミン値
I	3.5mg/ℓ 未満	3.5mg/dℓ 以上
II	どちらか 3.5mg/ℓ 以上5.5mg/ℓ 未満	
	3.5mg/ℓ未満	3.5mg/dℓ未満
III	5.5mg/ℓ 以上	

薬物治療

● 化学療法

　以前は、多くの患者さんに対して、MP療法と呼ばれる薬の組み合わせが用いられていました。MP療法は、経口抗がん薬のアルケラン(一般名=メルファラン)と副腎皮質ホルモン薬のプレドニン(一般名=プレドニゾロン)を、毎月4日間服用する方法です。M蛋白量が充分に低下した段階で一旦休薬し、再び増加した場合に投与を再開します。

　後に述べますが、多発性骨髄腫では自家造血幹細胞移植が有力な選択肢になります。MP療法を行うと、骨髄のダメージによって自身の造血幹細胞の採取が困難になります。従って、自家造血幹細胞移植が予定されているときは、MP療法を行いません。

● ベルケイド

　最近は、ベルケイド(一般名=ボルテゾミブ)という注射薬の分子標的治療薬(プロテアソーム阻害薬)が積極的に使用されます。自家造血幹細胞移植が予定されていない場合、ベルケイドとMP療法とを組み合わせたVMP療法がよく選択されます。また、エンドキサン(一般名=シクロホスファミド)という経口の抗がん薬と併用されることもあります。

　一方、自家造血幹細胞移植が予定されているときは、ベルケイドと経口の副腎皮質ホルモン薬(レナデックス〔一般名=デキサメタゾン〕)を組み合わせたBD療法などが選択されます。

多発性骨髄腫の基礎知識と治療

表3 多発性骨髄腫の治療のあらまし

◆病期Ⅰ			
・骨痛、腎障害、高カルシウム血症などの所見がない→経過観察			
・上記の所見がある→治療対象			
◆病期Ⅱ～Ⅲ→原則として治療対象とする			
化学療法	MP療法	アルケラン（一般名＝メルファラン）＋プレドニン（一般名＝プレドニゾロン）：毎月4日間服用	自家造血幹細胞移植は予定しない
ベルケイドを用いた治療	VMP療法	ベルケイド（一般名＝ボルテゾミブ）＋MP療法の組み合わせ	
		ベルケイド＋エンドキサン（一般名＝シクロホスファミド）の併用	
	BD療法	ベルケイド＋レナデックス（一般名＝デキサメタゾン）の組み合わせ	自家造血幹細胞移植を予定
◆化学療法、ベルケイドなどの治療で充分な効果が得られない、または再発したときなど			
免疫調節薬		サレド（一般名＝サリドマイド）	他の薬と併用する場合もあり
		レブラミド（一般名＝レナリドミド）	デカドロン、レナデックス（一般名＝デキサメタゾン）と併用
		ポマリスト（一般的＝ポマリドミド）	
◆移植療法			
自家造血幹細胞移植		年齢（おおむね65歳以下）、内臓障害がないなどの条件が満たされれば積極的に考慮。再発・難治例に対しても考慮	
◆その他			
放射線療法		骨髄腫細胞が全身に拡がっていない、限られた場所で腫瘤をつくっている場合	
支持療法	ビスホスホネート	ゾメタ（一般名＝ゾレドロン酸）＊溶骨などの骨病変の進行抑止、高カルシウム血症の改善	
	抗体医薬	ランマーク（一般名＝デノスマブ）＊骨病変の治療薬として選択	
	鎮痛剤、医療用麻薬（オピオイド）	腰痛、背部痛、骨痛などを緩和	

ベルケイドの代表的な副作用の1つとして、手足のしびれや立ちくらみがあります。副作用が生じた場合、1回の投与量や、投与頻度の調節が行われることがあります。
　また、ベルケイドを使用すると帯状疱疹(たいじょうほうしん)を合併する確率が上がるといわれており（VMP療法で13%と報告されています）、注意が必要です。

● 免疫調節薬

　サレド（一般名＝サリドマイド）、レブラミド（一般名＝レナリドミド）、ポマリスト（一般的＝ポマリドミド）は免疫調節薬といわれている経口薬です。化学療法やベルケイドなどの治療で充分な効果が得られない場合や、再発したときなどに選択肢になります。レブラミドとポマリストは、経口の副腎皮質ホルモン薬（デカドロンあるいはレナデックス〔一般名＝デキサメタゾン〕）と併用投与されます。サレドも他の薬と併用されることがあります。
　これらの薬は、重大な副作用として催奇形性があるため、妊娠の可能性がある女性には投与できません。また、白血球や血小板の減少、血栓症などの副作用にも気をつける必要があります。

移植療法

　造血幹細胞移植には大きく分けて、自分の造血幹細胞を移植する自家造血幹細胞移植と、他人（ドナー）の造血幹細胞を移植する同種造血幹細胞移植があります（詳しくは39頁参照）。
　多発性骨髄腫では、化学療法だけよりも、自家造血幹細胞移植を行ったほうが無症状の期間が長くなるとの結果が報告されています。そのため、年齢（おおむね65歳以下）、内臓障害がないなどの条件が満たされれば、自家造血幹細胞移植も積極的に考慮されます。また、再発・難治例に対しても自家造血幹細胞移植の有効性が示されています。
　一方、同種造血幹細胞移植については、現時点では広く行われてはい

ません。しかし、非骨髄破壊性移植（ミニ移植、44頁参照）を中心に、自家造血幹細胞移植後の再発例などの再発・難治例に対して行われることがあります。

放射線治療

骨髄腫細胞が全身に拡がっていないで、限られた場所で腫瘍をつくっている場合は、放射線療法の対象となります。また、背骨にできた腫瘍が神経を圧迫して、手足の麻痺などが生じているときも、腫瘍に対する放射線照射が行われます。

強い骨痛を緩和する目的で、行われることもあります。

支持療法

ビスホスホネートと呼ばれるグループのゾメタ（一般名＝ゾレドロン酸）という点滴薬が、溶骨などの骨病変の進行を抑えたり、高カルシウム血症を改善する目的で使用されます。この場合、副作用の顎骨壊死（がくこつえし）（あごの骨が炎症を起こして溶けること）を防ぐために、う歯（虫歯）などの歯科処置をあらかじめ済ませておく必要があります。

ランマーク（一般名＝デノスマブ）という抗体医薬も、骨病変の治療薬として選択されます。ランマークもゾメタと同じように、顎骨壊死の副作用に気をつけなければなりません。

腰痛、背部痛、骨痛などを緩和するために、鎮痛剤が用いられます。必要に応じて、オピオイドと呼ばれる医療用の麻薬も積極的に使われます。日常生活の質を維持するためにも、痛みをコントロールすることはたいへん重要です。

治療成績はどうでしょうか？

多発性骨髄腫は、くすぶり型と呼ばれるゆっくり進行するタイプから、比較的急速に進行するものまで、患者さんによって経過に幅があります。しかし、いずれにしても完治が難しい疾患と考えられてきました。実際、MP療法によってM蛋白量が減少する効果が得られても、多くの場合、薬剤耐性が生じて再燃してしまいます。

しかし、ベルケイドや免疫調節薬などの新しい薬が登場したことによって、多発性骨髄腫をめぐる状況は大きく変わってきました。自家幹細胞移植を行わない患者さんに限ってみても、ベルケイドを使用することによる生存率の改善が示されています（図4）。

また、次に述べるように、さまざまな新薬の開発も進められており、

図4 MP療法とVMP療法の治療成績の比較

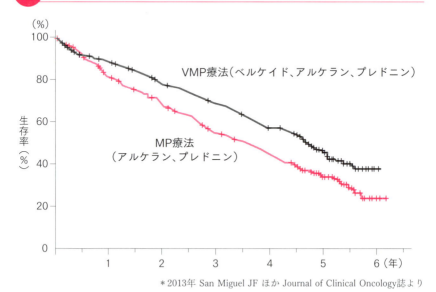

＊2013年 San Miguel JF ほか Journal of Clinical Oncology誌より

今後はさらなる治療成績の向上が期待されています。

新しい治療法の開発は？

　最近、新しいプロテアソーム阻害薬のカルフィルゾミブという薬が開発され、国内でも製造承認が申請されています（平成28年6月現在）。今後、治療抵抗性の患者さんに対して、使用されていく可能性があります。また、イキサゾミブというプロテアソーム阻害薬の使用も、米国で開始されました。

　また平成27年8月には、ファリーダック（一般名＝パノビノスタット）という抗がん薬（HDAC阻害薬）が発売されました。再発・難治性の多発性骨髄腫が対象で、ベルケイドおよびレナデックスとの3剤併用で用います。

　一方、さまざまな抗体医薬の開発も積極的に進められています。エロツズマブは、ALAMF7という骨髄腫細胞の表面に存在する蛋白質と結合する新しい抗体医薬で、現在、国内外で臨床試験が進められています。

生活上の注意

　痛みのコントロールをしっかり行ったうえで、適度に体を動かすようにします。一方、過度の運動や重い物を持つのは避けます。

　また、免疫力が低下しますので、感染症に気をつける必要があります。薬物療法や放射線療法によって白血球数が低下（1000～2000/μl以下が目安）しているときは、特に注意を要します。マスクの着用やうがいの励行が勧められます。脱水は、血液の粘度を高め、腎臓の働きを悪くします。事実、脱水によって急速に腎機能が悪化することがあるので、日頃から水分の摂取を意識するようにします。

免疫グロブリン

　抗体の本体は免疫グロブリンと呼ばれる物質で、病原体など個々の標的に応じて、その標的と結合するような構造をとります。一方、多発性骨髄腫では"がん化"した骨髄腫細胞が、病原体の侵入などとは無関係に勝手に単一の免疫グロブリン（M蛋白）を大量に産生します。

　免疫グロブリンは２本の重鎖と２本の軽鎖から成り立っています（下図）。重鎖は５種類あり、どれが選択されるかによってIgG、IgA、IgM、IgDおよびIgEという異なったタイプの免疫グロブリンになります。また、軽鎖にもκ（カッパ）鎖とλ（ラムダ）鎖の２種類があります。例として、骨髄腫細胞がκ鎖の軽鎖をもつIgG型免疫グロブリンを産生している場合、IgG-κ型と呼ばれます。多発性骨髄腫で見られるM蛋白は、IgG型が最も多く、次いでIgA型が見られます。その他、IgD型と軽鎖のみを産生するベンス・ジョーンズ型があります。一方、M蛋白を産生しないタイプ（非分泌型と呼ばれます）もあります。

　なお、IgM型のM蛋白は、悪性リンパ腫に分類される原発性マクログロブリン血症という病気で見られます。

【免疫グロブリンの構造】

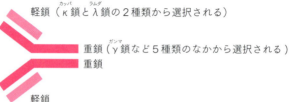

第6章

「がん」時代の在り方

「がん」時代の在り方

　今まで、白血病、悪性リンパ腫および多発性骨髄腫などについて病気の内容、実際に行われる検査や治療法などを説明してきました。この章では、これらの病気と診断されたときに、心の問題や経済的問題なども含めてどのように向き合ったらよいか、著者の思いつくままを述べてみたいと思います。従って、私の個人的な意見も含まれていることを前提にお読みいただければと思います。

白血病、悪性リンパ腫や多発性骨髄腫という病気をどう捉えるべきか

　白血病、悪性リンパ腫あるいは多発性骨髄腫と診断されて病名を告げられますと、当たり前ですが強いショックを受けるかと思います。不治の病というイメージが依然として残っておりますし、たとえ医師から治る可能性、あるいは治療成績が向上しつつあるということを説明されても、混乱状態の中で冷静に理解するのは難しいと思います。

　また、病気の予後に関する不安以外にも、たとえば治療方法、仕事への影響、家族への負担、経済的な問題などさまざまな不安が頭をよぎることでしょう。どれもが、患者さんにとっては重く、しかし解決していかなければならない問題です。

　経済的な問題など社会的な要素については後述することにして、ここでは白血病や悪性リンパ腫、多発性骨髄腫という病気そのものに対して、どのように考えて向き合っていくかについて考えてみます。

患者＋家族＋医療者の三者で病気と向き合う

　まずはじめに、これらの病気の治療は医師だけが行うものではないと

いう、ごく当たり前のことを確認したいと思います。特に白血病や悪性リンパ腫、多発性骨髄腫などの治療は、患者さん、医師、家族（もしくは友人、社会福祉関係者など）が三角形のように支え合ってはじめて成り立つものです。

　たとえば、治療法を選択する場合を考えてみましょう。白血病や悪性リンパ腫、多発性骨髄腫の治療については、治療効果の期待度だけでなく、薬の副作用、治療に伴う合併症の危険、入院に伴う社会活動の制限、経済的負担など多くの問題が生じます。また、各疾患の説明を読んでいただけるとおわかりになるように、正解となる治療方針が１つだけあるというわけではなく、複数の治療法からどれかを選ぶということもしばしば起こります。医師はそれぞれの治療法の利点、難点を説明しますが、その後は患者さんが１人で決めるというのであれば大変なストレスになります。

　やはり、家族（あるいは信用できる友人）の意見は心強いですし、医師の個人的なアドバイスも貴重です。自分なりの結論が出せないときは、再び医師や家族と繰り返し相談することで考えをまとめていくことが大事です。それでも納得いく結論が出ない場合には、後述するようにセカンドオピニオン、つまり他の病院の医師の意見を聞くということが判断の助けになるかもしれません。

　自分だけが病気に向き合っているという意識を捨てて、医師や家族とともに三者で病気と闘っているということを、再確認してほしいと思います。近年、「患者中心の医療」という言葉をよく聞くようになりました。患者中心の医療とは、このような「患者＋家族＋医療者のコミュニケーション」のうえにはじめて成り立つものと思います。

　さて、これらの病気の治療は、患者＋家族＋医療者の三者が力を合わせて行うものだということを確認したうえで、患者さんの心構えについ

て考えます。

　まず、自分の病気について正確に理解することが大事です。患者さんは自分の病気について、どうしても悪い方向へと考える傾向があります。そこで、客観的な事実から正確に自分の病気を判断することから始めましょう。また、病気そのものについての理解が不充分ですと、なぜこの治療が必要なのかといった基本的な疑問が頭から離れないことになります。つまり、目的や必要性の理解があいまいなまま治療を受けることになり、これは、副作用も多く時間も必要な白血病や悪性リンパ腫、多発性骨髄腫の治療にとっては非常によくないことと思われます。

　事情により、病気そのものの説明を患者さんご本人にしないといったこともあり得ますが、このような場合を除いて、現在はほとんどの患者さんに対して病名を告知し、病気の内容について説明がされるようになっています。従って、病気の内容についてよくわからない場合には、遠慮なく医師に質問してください。あらかじめ質問事項を整理してメモしておくとよいでしょう。

セカンドオピニオン

　セカンドオピニオンという言葉をご存じでしょうか。自分の病気の内容や治療方針について、現在、かかっている病院とは別の病院で話を聞くことをいいます。

　この本で述べた血液の病気は、いうまでもなく簡単な病気ではありません。病名を聞いたときの精神的な動揺も大きいものがありますが、前述しましたように、病気を自分なりに理解して受け入れることは治療という次のステップに進むためにはどうしても必要なことです。しかし、自分の病気についての担当医の説明に理解しにくい点がある、あるいは疑問はないけれども自分なりの納得のために他の医師の意見も聞いてみ

たいというようなことも起こり得ます。

　そのような場合、セカンドオピニオンを求めることが意味をもってきます。セカンドオピニオンの1つの役割は、自分の病気をよりよく理解し、納得して治療へと進めることだと考えます。

　さらに、セカンドオピニオンは診断だけではなく、治療の選択についても大きな役割を果たすことがあります。治療については、その目的や必要性について充分に理解し、自分に適した治療方針を選択することが大切です。しかし、担当医からの説明だけでは治療方針を決めかねるなどというときには、他の病院の医師の意見を聞くことが判断の助けになると思われます。

　以前、私の外来に慢性骨髄性白血病の移行期の患者さんがおりました。まだ、第二世代チロシンキナーゼ阻害薬が登場する前の話です。グリベック（117頁参照）がよく効いていたのですが、若い方で将来の再発の可能性などを考え、私は造血幹細胞移植を提案しました。この患者さんはご自分の病気についてよく理解しており、治療もしっかり受けていたのですが、やはり移植となると簡単には決断しきれないものがあります。また、実際に移植を受けずにグリベックを続けるという選択もあるわけです。

　そこで、セカンドオピニオンを受けていただくことにしました。最終的に移植を受けるかどうかを決定するのは、あくまでご本人ですので、その判断の参考になればと思ったのです。結果的には、ご本人がセカンドオピニオンの結果も考慮したうえで移植を受けることに決めましたが、仮に移植をしない選択をしたとしても、その判断の助けをしたという点でセカンドオピニオンは意味があったと思います。

　セカンドオピニオンを受けるにあたっては、まず担当医に紹介状を書

いてもらう必要があります。また、どこの病院に紹介してもらうかについても担当医と相談してください。多くの場合、その病気について経験豊富な病院を紹介することになるかと思います。セカンドオピニオンでは、通常、検査や治療は行わず、担当医からの紹介状と患者さんの話から意見を述べることになります。また、セカンドオピニオンは保険の適応ではないため、自己負担になります。料金は、1時間で1万円〜数万円と各病院により幅があります。

　また、セカンドオピニオンを希望することで担当医との関係が悪くなることは普通ありません。セカンドオピニオンを受けた後に納得して治療を行うことができれば、担当医、患者さん双方に意味があるのではないでしょうか。

正確な情報と病気の理解

　現在は、情報社会といわれています。病気に関する情報も、本だけではなくインターネットなどからも容易に入手することができるようになりました。このような情報が、担当医の説明を補って自分の病気に関する理解を助けてくれることがあるかと思います。しかし、一方で情報に振り回され、かえって誤解が生まれることもあるようです。実際、あふれる情報の中から、正確で自分に有用なものだけをとり出すことは至難の業です。

　ここでも、やはり担当医とのコミュニケーションが重要のようです。つまり、興味のある内容だが担当医の説明にはなかった情報については担当医にたずねるのも1つの手です。なかには、担当医が知らない情報も含まれているかと思います。しかし、その場合も担当医はいろいろと専門的に調べてくれるはずですし、また、もし誤解があるならば、そのことについても指摘してくれるでしょう。

治療の仕事への影響

　お仕事をされている方、あるいは学生の患者さんにとっては、仕事や学業への影響も不安材料の1つになります。一般的には、急性白血病や悪性リンパ腫などで、寛解導入療法や寛解後療法(地固め療法)など入院による強力な化学療法を行っている期間中は、治療の合間に一時退院している際も含めて、仕事を続けることは現実的ではありません。実際、化学療法による倦怠感(けんたい)もありますし、この時期に感染症や出血などの合併症を起こすと、治療の継続に支障をきたします。

　一方、悪性リンパ腫に対するCHOP療法やトレアキシン療法などは、外来で行われます。その場合は、治療期間中も仕事を続けることが可能です。しかしながら、化学療法の副作用で強い吐き気や著明な白血球減少が認められる場合は、その間、仕事を控える必要があるかと思われます。

　寛解後療法が終了した時点で完全寛解が維持されていれば、その後、無治療での経過観察に移ります。この段階では、通常通りに仕事をすることが可能になります。しかし、ご自分の体力の回復を確認しながら、無理をせずに慎重に復帰していきましょう。

　慢性骨髄性白血病や慢性骨髄増殖性腫瘍などで服薬治療を受けている場合は、高度の副作用が見られないかぎり、原則的に仕事への影響はありません。しかし、急性期で化学療法を受ける場合は、急性白血病と同様に考える必要があります。

心のケア(サイコオンコロジー)

　白血病や悪性リンパ腫あるいは多発性骨髄腫については、充分に病気を理解したうえで、医師や家族とともに治療に向かうことが大事だと申

し上げました。しかし、そう簡単にいかないことも多々あります。

　前にも述べたように、病名を知らされたときにはさまざまな不安が一気に押し寄せ、想像を絶するストレスを感じることかと思います。また、実際に治療が始まってからも、治療効果や副作用に対する不安、生活に対する不安などストレスの原因は多くあります。

　そのような状況で、心の安定が損なわれることがあります。気分がすぐれず何に対しても意欲が低下し、悲観的な考えが頭を占めるようになったり、感情のコントロールができずにいらいらや怒りを家族にぶつけたりすることがあります。また、不眠やだるさなど身体の変調として現れることもあります。

　これらの症状が見られるときは、うつ症状などの可能性についても考える必要があります。このような心の変調は、悪性腫瘍の患者さんの誰にでも起こり得るものですが、このままにしておきますと日常生活によくない影響を与え、スムーズな治療が妨げられることになります。

　そこで、心の変調を自覚したとき、あるいは周囲の人が気づいたときには、早めに専門医の診察・治療を受けて心の安定を回復することが大事です。担当医に相談して専門医を紹介してもらうのがよいでしょう。主に精神科が対応しますが、病院によっては、特に悪性腫瘍の患者さんの心の病気を対象とした（サイコオンコロジーといいます）「精神腫瘍科」を設置しているところもあります。

患者会について

　白血病や悪性リンパ腫、多発性骨髄腫については、いくつか患者会があります。同じ病気をもつ他の患者さんと悩みや体験を語り合い、分かち合うことで心の安定を得ようとするものです。

　それだけではなく専門家の講演会が企画されるなど病気についての情

報交換も行われています。ある地域や特定の病院の患者さんを中心に組織されているものや、主にインターネット上で活動しているものなどもあります。

興味のある方は、まずインターネットを利用して会の内容を確認してみるのがよいと思います。また、病院の担当医やソーシャルワーカーに相談してみるのもいいでしょう。

一部の患者会を例としてあげておきます（2016年6月現在）。

・血液情報広場つばさ
・骨髄異形成症候群（MDS）連絡会
・再生不良性貧血の患者と家族の会（骨髄異形成症候群を含む）「再生つばさの会」
・慢性骨髄性白血病（CML）患者・家族の会「いずみの会」
・悪性リンパ腫患者・家族連絡会「グループ・ネクサス・ジャパン」
・血液患者コミュニティ「ももの木」
・骨髄移植体験者の会「TOMORROW」〜あしたの会〜
・血液疾患を考える患者・家族の会「リボンの会」
・日本骨髄腫患者の会

生存率について

この本の中には、生存率を示したグラフが多く出てきます。そこで、生存率をどのように捉えるべきか、考えてみたいと思います。

一言でいってしまえば、生存率は確率論といえます。最も大事なのは、自分の場合はどうかということであって、その観点からしますと、生存率は非常に参考にはなりますが、あくまで参考ということになります。たとえば、5年生存率が20%であった場合でも、自分はこの20%に入る

かもしれません。20％は０％ではないのです。ただし、医師側から申しますと、副作用など治療に伴う負担が同じだったと仮定した場合、生存率が高い治療法から提案するのが普通です。

また、本書の中で示されている生存率は、以前に行われていた治療法による成績を反映しているものが多くあります。従って、新薬の登場や造血幹細胞移植の応用などにより、生存率そのものが変化している可能性に注意する必要があります。

西洋医学と東洋医学

この本の中で述べてきた内容は、いわゆる西洋医学によっています。東洋医学としては鍼灸（しんきゅう）や漢方薬による治療が代表的だと思いますが、白血病や悪性リンパ腫、多発性骨髄腫に対して真っ先に選択する治療としては行われていません。

しかし、抗がん薬の副作用による神経痛や筋肉痛の緩和に漢方薬が有効であることなども知られており、東洋医学についても白血病や悪性リンパ腫、多発性骨髄腫の治療の中にうまく取り入れることが大事かと思います。

余談ですが、急性前骨髄球性白血病に対して有効な亜ヒ酸（トリセノックス、71頁参照）は、もともと中国で使用されていた「癌霊１号」（がんれい）という漢方薬がもとになっています。

健康食品について

健康食品については、いろいろな種類のものが薬局やスーパーなどで購入することができます。私もよく患者さんから健康食品を摂っていいかと質問されます。特に、免疫能力を高めると期待されているものが多

いようです。

　私は正直に申しまして、健康食品がいいとも悪いとも答えることができません。1つの理由としては、これらの健康食品と治療効果との関連についての科学的なデータがないことによります。ただし、注意していただきたいのは健康食品といえども予期せぬ副作用の可能性があり、個人との相性があることです。一度、血小板減少で外来に来られた方が某健康食品が原因であったことがありました。

　健康食品については担当医とよくご相談されることをお勧めしますが、私自身は以上のような理由から、質問された患者さんに対して健康食品を積極的に推奨することはありませんでした。

治験薬や臨床試験の提案を受けたらどうすべきか

　白血病や悪性リンパ腫、多発性骨髄腫などに対する治療の進歩は疑いようがありません。この本の中でも比較的新しい治療薬が多く紹介されています。この瞬間にも、新しい薬の開発が世界中で進められています。その中には、実際に患者さんに投与して効果や副作用について調べる「治験」という段階にあるものが含まれます。場合によっては、治験に参加しませんかという提案を受けることがあるかもしれません。そこで、治験について少し述べておきたいと思います。

　新しい薬は開発が順調に進みますと、患者さんを対象とした「治験」を行います。その結果をふまえて正式に治療薬として認められ、一般に使用されることになります。つまり、新しい薬はあくまで患者さんの善意による治験への参加を経て、世に送り出されるわけです。

　一般に治験薬というと、よいイメージと悪いイメージがあるようです。つまり、有望な新薬が登場してきたという希望を伴ったイメージがある

反面、患者さんの体を使った人体実験に近いイメージで捉える方もいるようです。しかし、治験薬についてはもう少し冷静に考えたほうがよいと思います。

まず、抗がん薬の治験には大きく3つの段階があります。

第1段階（PhaseⅠ＝フェーズワン、といいます）は、動物実験によって効果と安全性を確認した後に、主に安全な投薬量を確認するために行うものです。そのため、少数の患者さんを対象に少ない投薬量から始めて段階的に増やしていきます。つまり、後から参加した患者さんの方が投薬量が多くなる可能性があります。

第2段階（PhaseⅡ＝フェーズツウ）は、より多くの患者さんを対象にして安全性が確認された量の治験薬を投与して、治療効果と副作用について調べます。

そして、第3段階（PhaseⅢ＝フェーズスリー）は、それまでの標準的な治療と効果などを比較する試験です。

従って、治験薬についてもさまざまなレベルのものがあることを理解する必要があります。すでに、海外では治療薬として効果も安全性も確立されているが、国内で承認を得るために改めて治験を行うというものもあれば、動物実験が終わったばかりで、人間に対してはじめて使用するものまであります。

しかし、第1段階の治験に参加しないほうがいいといっているわけでは決してありません。まず、その治験薬についてどこまで検討が進んでいるのか、そしてどのような効果が期待されているのかについて、担当医から話を聞きましょう。さらに、治験に参加しない場合は他の治療法を選択することになりますが、その場合の治療効果の予想についても担当医の意見を聞くとよいと思います。

ただし、これらの予想はあくまで統計学的な予想であることに注意してください。そのうえで、治験薬に対する自分なりの評価、いい換え

ば期待度を判断することです。通常の治療法では治療効果が限られると考え、治験薬の効果に期待できると結論づけたときには、思い切って参加するのも悪い選択ではないと思います。

　実際に治験に参加する場合の流れについて、簡単に説明したいと思います。
　治験に参加する意志を伝えて治験の同意書に署名しますと、まず治験対象者として適しているかどうかについて調べられます。そのため、いろいろな検査が行われますが、原則としてその費用は治験薬を扱うメーカーが負担します。
　検査の結果、治験の対象者として認められますと、実際に治験薬の投与が始められます。その後も、効果や副作用の有無をチェックするために、定期的な検査が行われます。従って、外来の場合は通院回数が少し多くなることもあります。また、副作用が現れた場合には、あらかじめ決められた基準に従って治験薬の中止や減量がなされることがあります。治験期間中は、原則として治験薬代や治験のための検査費用はメーカーの負担になります。
　はじめに述べましたように、治験はあくまで患者さんの善意によって成り立つものです。参加するかどうかは、患者さん自身が最終的に決めることになります。しかし、治験薬も治療方針の重要な選択の1つになることがありますので、担当医とよく相談し、充分な理解と納得のもとで判断していただけたらと思います。

　新薬の治験ではありませんが、より有効な治療法を開発する目的の「臨床試験」も行われています。これには、いろいろな目的のものが含まれます。
　たとえば、既存の抗がん薬や分子標的治療薬の組み合わせや投与量を

変えることにより治療成績の向上を目指すもの、治療戦略の中で造血幹細胞移植の位置づけ・有効性を確認するもの、移植後の感染症の予防方法の確立を目指すものなど、多岐に及んでいます。また、１つの病院で行われているものから、多数の病院が全国レベルで参加しているものまで、その規模もさまざまです。実際、急性白血病や骨髄異形成症候群については、日本成人白血病研究グループ（JALSG）が各疾患に対する臨床試験を継続的に行っており、多数の病院が参加しています。

　臨床試験でも、一部の薬がメーカーから無償提供される場合があります。しかし、多くの臨床試験では、検査や診療は全て保険診療で行われます。臨床試験の内容については担当医から詳しい説明がなされますので、充分に理解し納得したうえで参加するか判断してください。

社会的支援について

　白血病や悪性リンパ腫、多発性骨髄腫については、治療費がしばしば高額になります。しかし、高額な医療費がかかった場合に負担を軽くする制度ができています。

　高額療養費制度は、同じ月に支払う保険診療の自己負担額の上限が定められている制度です。この場合、一旦、自己負担額を全額支払うことになりますが、高額療養費助成の申請をすることで３ヵ月（ないしそれ以上）後に限度額を超えた分が戻ってきます。なお、限度額は年齢と所得により定められています。

　その他にも、限度額を超えた分が戻ってくるまでの期間の医療費を賄うための高額療養費貸付制度などもあります。

　また、70歳未満であれば、限度額適用認定証をあらかじめ提出することで、限度額を超えた分については当初から支払わなくて済む場合があります。

詳しくは、病院のソーシャルワーカーなどに相談されてみるとよいと思います。

病院の選び方

多くの場合、身体の不調を自覚したときは、まず近所の病院を受診すると思います。もし、その病院に血液内科があれば、そのまま治療を受けることもあるでしょうし、そうでない場合は、血液内科のあるしかるべき病院に紹介してもらうことになります。

「どの病院が自分にとってよいか？」これはなかなか難しい問題です。1つは、インターネットなどで情報を検索し、自分の病気について経験が豊富な病院を探すという手があります。しかし、なかなか正確な情報を得るのは難しい面があります。さらに、白血病や悪性リンパ腫、多発性骨髄腫に関しては、一旦治療方針が定まると個々の治療法については各病院で大きく異なることはありません。

従って、基本的にはできるだけ自宅から近く、治療経過中に何らかの不調があったときでもすぐ受診が可能な病院がよいと思われます。もちろん、入院して強力な化学療法を行う場合などは、血液内科の専門医が常勤していて、看護師や薬剤師などのスタッフも化学療法の管理に慣れているということが条件になります。

おそらく、最初の病院の担当医が紹介先病院の候補をあげてくれるかと思います。また、相手先の病院の状況によっては入院までに時間がかかることがあり、患者さんの状況を考慮して別の病院を紹介されることがあります。

輸血の基礎知識

輸血とは

　白血病、悪性リンパ腫あるいは多発性骨髄腫では、腫瘍細胞の増殖によって、正常な血液をつくる力が低下していることがめずらしくありません。さらに、化学療法や放射線療法などによっても、骨髄の働きが大きく損なわれます。そのため、高度の貧血や血小板減少のために生命の危険性が生じるような場合、輸血が積極的に考慮されます。ここでは、輸血に関して知っておきたい基礎的な事項をまとめておきます。

　通常、赤血球輸血はヘモグロビン値が6〜7g/dℓ以下、血小板輸血は血小板数が2万/μℓ以下になった場合に検討されます。しかし、実際には疾患の種類や患者さんの状態、治療中かどうかなどにより、輸血のタイミングは異なってきます。

　また、必要に応じて血漿（赤血球、白血球、血小板などの血球成分を除いた部分）の投与も行われます。一方、原則的に白血球輸血は行われません。

　このように、輸血は血液の病気において非常に重要な治療手段になります。一方で、副作用などの輸血に伴う問題もありますので、次にその対策も含めてみていきたいと思います。

輸血の副作用は？

　輸血に使われる血液製剤は、日本赤十字社によって善意の献血で集められた血液からつくられています。他人の血液由来ですので、輸血された患者さんとの間でアレルギー反応が起こり、発熱、蕁麻疹などが生じることがあります。血小板輸血で多くみられますが、アレルギーの原因となる物質は、ほとんどの場合不明です。

　アレルギー反応が起こったときは、ステロイド剤や抗ヒスタミン薬の注射薬がよく投与されます。また、アレルギー反応がよく見られる患者さんでは、

これらの薬を輸血前に予防投与することも検討されます。

多くはありませんが、アナフィラキシーと呼ばれる激しい反応が起こることもあります。この場合は、血圧が低下したり、息苦しさなどの症状が出るため、適切な治療が行われます。ハプトグロビンやIgAという蛋白がもともと欠けている患者さんに見られることが知られていますが、多くのケースでは原因が特定されていません。

その他、輸血関連急性肺障害や輸血関連循環負荷と呼ばれる副作用にも注意する必要があります。

輸血による感染の危険性は？

過去に、輸血に起因する肝炎の発症が、社会的問題になったことがありました。現在は、献血の際にB型およびC型肝炎ウイルス（北海道では、さらにE型肝炎ウイルスも追加）の鋭敏な検査が行われています。また、成人T細胞白血病・リンパ腫の原因ウイルス（HTLV-1：220頁参照）やヒト免疫不全ウイルス（HIV）の検査も献血者全員に行われます。

その結果、輸血による感染の危険性は格段に低下しました。実際、輸血によるHTLV-1の感染は、1986年以来確認されていません（2016年6月現在）。また、C型肝炎ウイルス、HIVにつきましても、2014年8月に新しい検査体制が導入されて以降は、輸血による感染が確認されていません（2016年6月現在）。しかしながら、感染の危険性がゼロではないことは理解する必要があります。

また、極めてまれですが、輸血製剤から細菌感染を起こす場合もあります。

輸血による鉄過剰症とその予防

赤血球の中には鉄が含まれています。そのため、赤血球輸血によって鉄の過剰症が起こることがあります。赤血球輸血量が一定以上に達して血液中のフェリチン値（鉄を貯蔵している蛋白質）が高くなった場合には、鉄を排除する経口薬（エグジェイド）の服用を開始します。

●著者略歴

永井　正（ながい　ただし）

日本赤十字社関東甲信越ブロック血液センター副所長、兼、中央血液研究所副所長。1985年東北大学医学部卒業。1987年東北大学医学部第二内科血液内科勤務。1991年東北大学第二医化学および米国ロックフェラー大学にて基礎研究に従事。1998年自治医科大学血液科勤務。以降、同大助手、講師、准教授、同科科長を務めた後、2015年より日本赤十字社血液事業本部中央血液研究所副所長。2016年4月より関東甲信越ブロック血液センター副所長を兼任。一般向け著書として『図解 白血病・悪性リンパ腫がわかる本』（法研、2008年）がある。

図解でわかる 白血病・悪性リンパ腫・多発性骨髄腫

平成 28 年 7 月 27 日　第 1 刷発行
令和 2 年 8 月 27 日　第 3 刷発行

著　者	永井　正
発行者	東島　俊一
発行所	

　　　　東京都中央区銀座 1-10-1（〒 104-8104）
　　　　販売 03（3562）7671／編集 03（3562）7674
　　　　http://www.sociohealth.co.jp

印刷・製本　研友社印刷株式会社　　　　　　　　　　0103

SOCIO HEALTH　小社は㈱法研を核に「SOCIO HEALTH GROUP」を構成し、相互のネットワークにより、"社会保障及び健康に関する情報の社会的価値創造"を事業領域としています。その一環としての小社の出版事業にご注目ください。

Ⓒ Tadashi Nagai 2016, Printed in Japan
ISBN978-4-86513-273-1 C0077　　定価はカバーに表示してあります。
乱丁本・落丁本は小社出版事業課あてにお送りください。
送料小社負担にてお取り替えいたします。
JCOPY〈出版者著作権管理機構 委託出版物〉
本書の無断複製は著作権法上での例外を除き禁じられています。複製される場合は、そのつど事前に、出版者著作権管理機構（電話03-5244-5088、FAX03-5244-5089、e-mail: info@jcopy.or.jp）の許諾を得てください。